中国少年儿童科学普及阅读文库

探索·科学百科™ 中阶

大脑是如何工作的

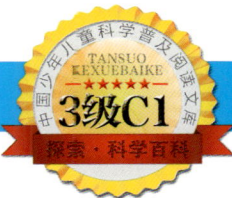

[澳]安德鲁·恩斯普鲁克⊙著

吴丹(学乐·译言)⊙译

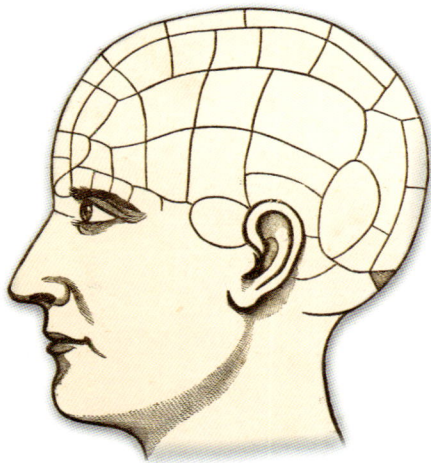

Discovery
EDUCATION™

全国优秀出版社
全国百佳图书出版单位
广东教育出版社 学探

广东省版权局著作权合同登记号
图字：19-2011-097号

本书原由 Weldon Owen Pty Ltd 以书名*DISCOVERY EDUCATION SERIES · Brain Works*

（ISBN 978-1-74252-191-6）出版，经由北京学乐图书有限公司取得中文简体字版权，授权广东教育
出版社仅在中国内地出版发行。

图书在版编目（CIP）数据

Discovery Education探索·科学百科. 中阶. 3级. C1，大脑是如何工作的/[澳]安
德鲁·恩斯普鲁克著；吴丹（学乐·译言）译. 一广州：广东教育出版社, 2014.1
（中国少年儿童科学普及阅读文库）
ISBN 978-7-5406-9369-5

Ⅰ.①D… Ⅱ.①安… ②吴… Ⅲ.①科学知识一科普读物 ②脑科学一少儿读
物 Ⅳ.①Z228.1 ②R338.2-49

中国版本图书馆 CIP 数据核字(2012)第162196号

Discovery Education探索·科学百科（中阶）
3级C1 大脑是如何工作的

著 [澳]安德鲁·恩斯普鲁克　　译 吴丹（学乐·译言）

责任编辑 张宏宇 李 玲 丘雪莹　　助理编辑 蔡利超 于银丽　　装帧设计 李开福 袁 尹

出版 广东教育出版社
　　　地址 广州市环市东路472号12-15楼　邮编：510075　网址：http://www.gjs.cn
经销 广东新华发行集团股份有限公司　　　　　印刷 北京顺诚彩色印刷有限公司
开本 170毫米×220毫米　16开　　　　　　　印张 2　　　字数 25.5千字
版次 2016年5月第1版　第2次印刷　　　　　装别 平装

ISBN 978-7-5406-9369-5　　定价 8.00元

内容及质量服务 广东教育出版社 北京综合出版中心
　　　电话 010-68910906 68910806　网址 http://www.scholarjoy.com
质量监督电话 010-68910906 020-87613102　购书咨询电话 020-87621848 010-68910906

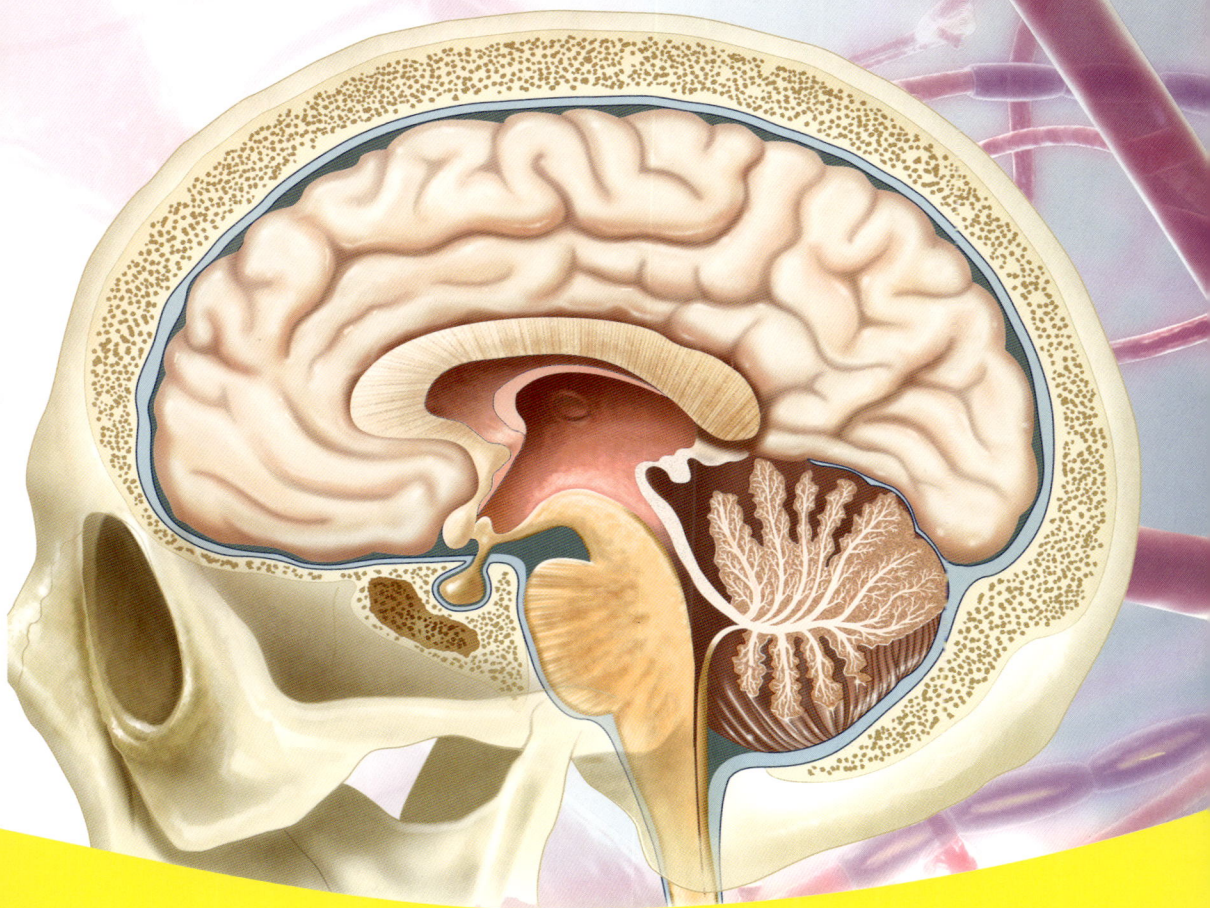

Discovery Education 探索·科学百科（中阶）

3级C1 大脑是如何工作的

全国优秀出版社
全国百佳图书出版单位

广东教育出版社 學樂

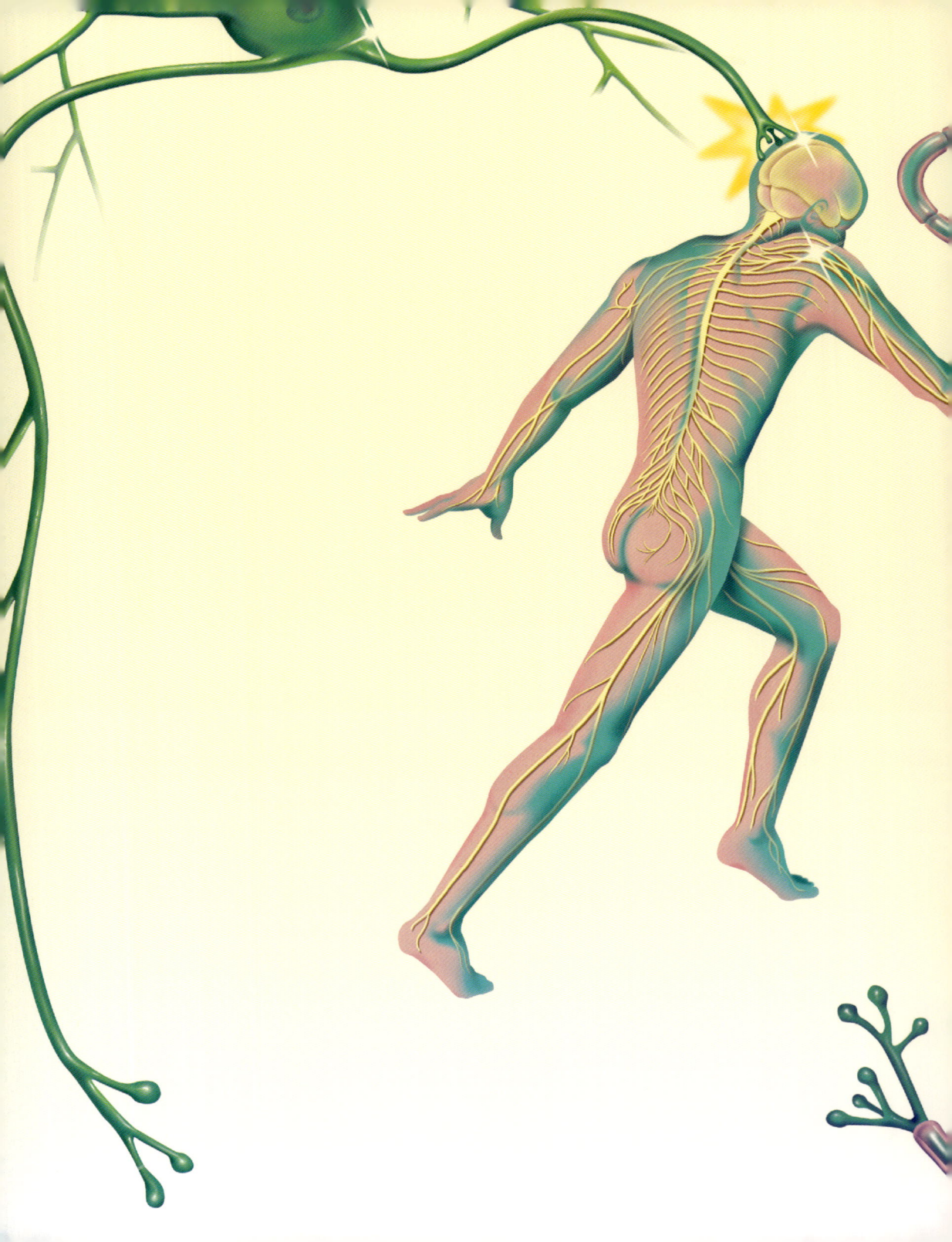

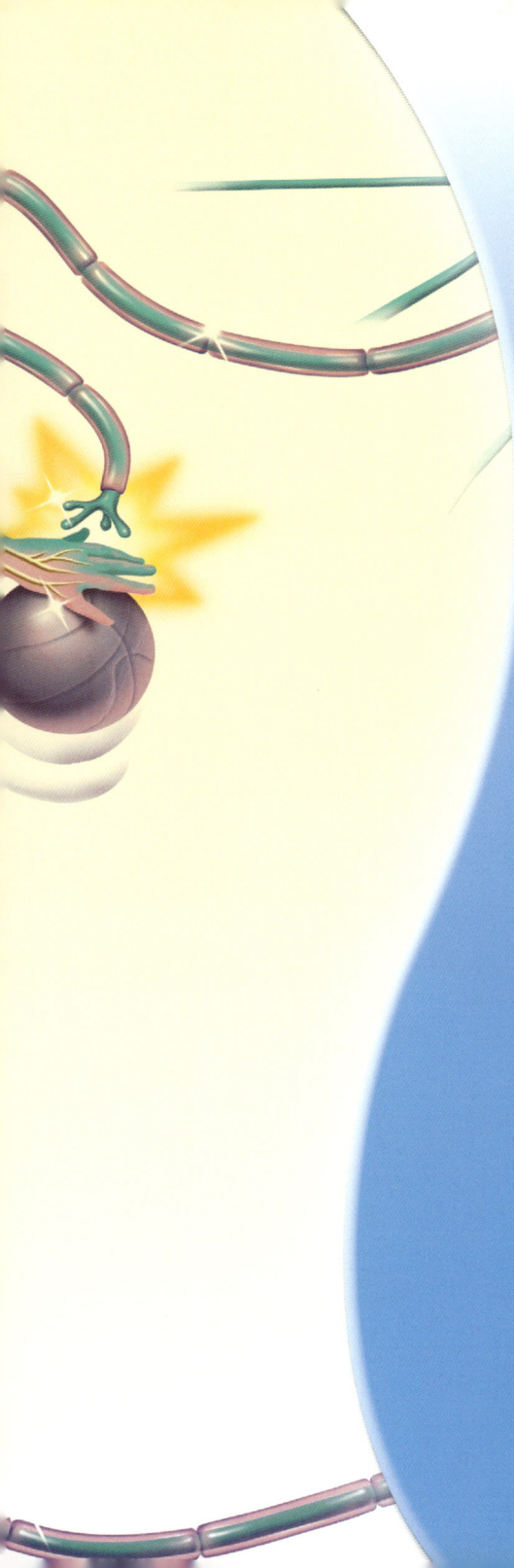

目录 | Contents

控制中心……………………………6

脑的内部结构…………………8

神经系统…………………………11

左脑和右脑……………………12

让大脑休息……………………14

先天还是后天?………………16

记忆…………………………………18

人脑的研究……………………20

人脑的异常……………………22

人脑的游戏……………………24

保持脑健康……………………26

人脑的事实……………………28

知识拓展………………………30

控制中心

初级运动皮质
　　该区域引发意识支配下受大脑直接控制的运动，也称随意运动。

初级躯体感觉皮质
　　触摸、压力和疼痛的感觉信息由该区域处理。

脑是身体的控制中心。脑通过感官持续不断地接收外界和身体内部的信息。有些信号我们能有意识地感知到，还有一些是无法意识到的信息。

　　脑加工和处理这些感官信号，并指导身体做出适当的反应，针对不同的活动，脑都有特定的区域与之对应。

前额皮质
　　这部分区域负责解决难题，展现自身个性，表达情感和控制社会行为。

布罗卡氏区
　　这部分区域与言语和躯体运动有关。

韦尼克氏区
　　语言理解和语音发声与这一区域有关。

大脑皮质
　　人的大部分所思所为都是由脑中称为大脑皮质的部分来控制的。大脑皮质分为许多个小部分，每个部分都有其特殊功能。

初级听觉皮质
　　该区域负责大部分声音信息的处理，包括音量与音调。

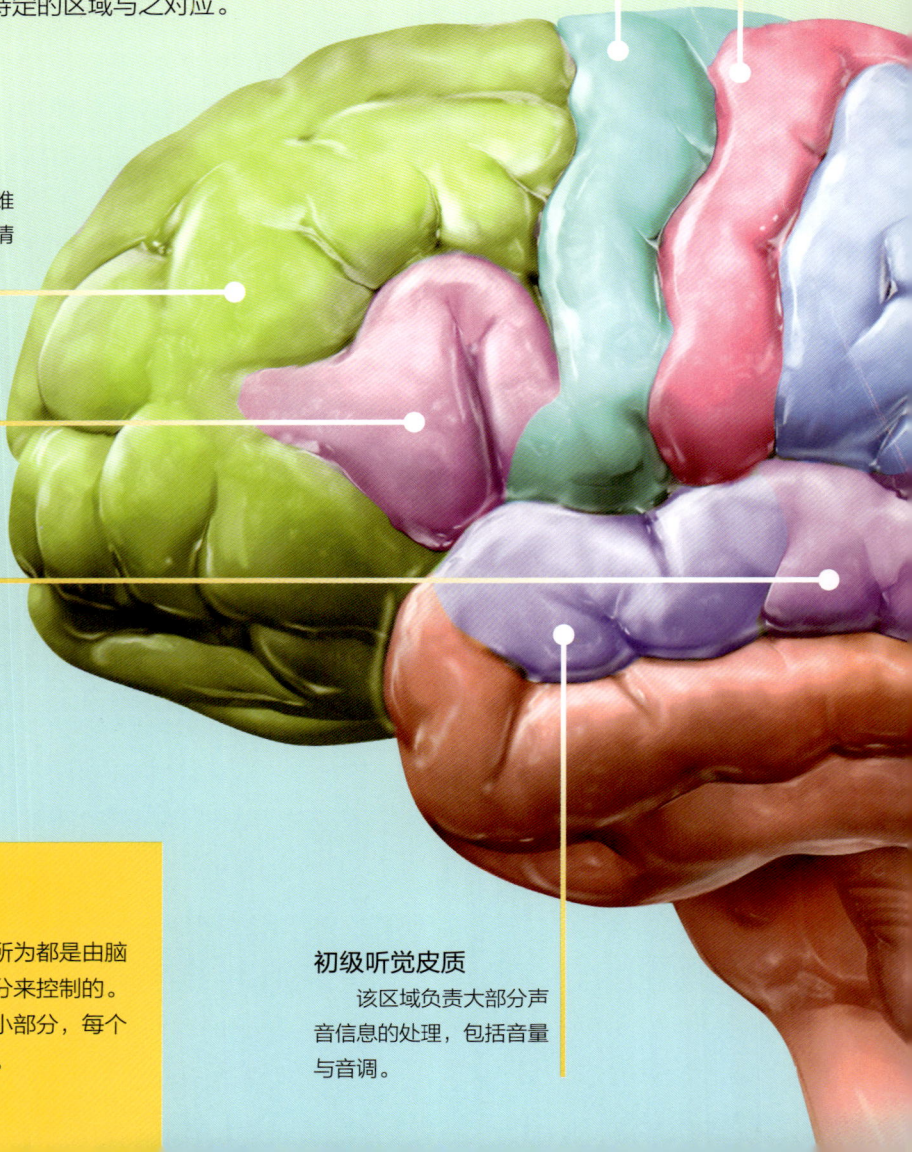

躯体感觉联合区

该区域将不同种类的感觉整合在一起，以便多角度地认知物体。

角回

该区域负责对数学、语言和理解力相关的信息进行处理。

视觉联合区

认知所看到的事物，该区域将视觉信息与过去的经验联系起来，达到认知目的。

初级视觉皮质

接收眼睛获取的信息，将信息转化为形状、颜色、物体的移动和图案。

不同类型的脑

几乎所有动物都有头部和中枢神经系统。在头部和中枢神经系统中，脑与神经或脊髓相连。

海星

没有脑，中枢神经环与每个腕中的神经相连。

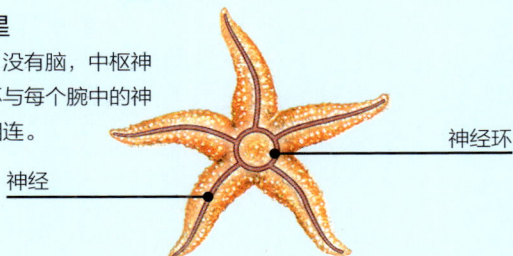

神经环

神经

蝾螈（róng yuán）

是具有修复受损脊髓能力的少数动物之一。

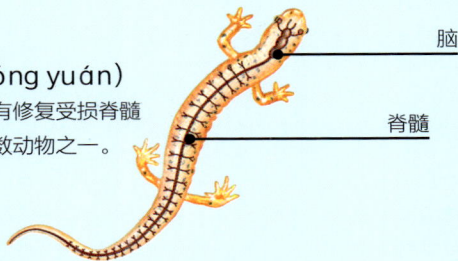

脑

脊髓

猫头鹰

脑的重量只有2.3克。

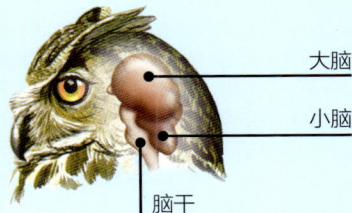

大脑

小脑

脑干

猫

脑的组织形式与猫头鹰和人类相似。

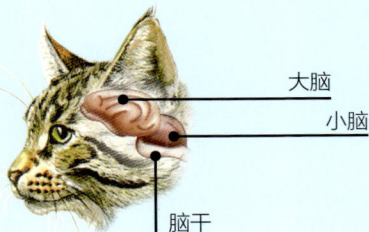

大脑

小脑

脑干

人类

人脑所消耗的能量占全身所消耗能量的20%

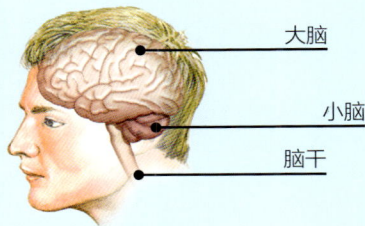

大脑

小脑

脑干

脑的内部结构

脑分为三个主要部分：脑干、小脑和大脑。它们构成了脑的功能层次，脑干的功能最基本，大脑的功能最复杂。

　　脑干控制着许多与维持个体生命相关的功能，诸如呼吸和心脏搏动。小脑负责协调并平衡身体活动和姿态。大脑负责思考，是人脑最大的部分。大脑依靠感官获取所有信息，加工处理后，再做出相应的反应。

脑的基本结构

　　从这张人脑的后视图中，可以看到脑的三个主要部分——脑干、小脑和大脑。

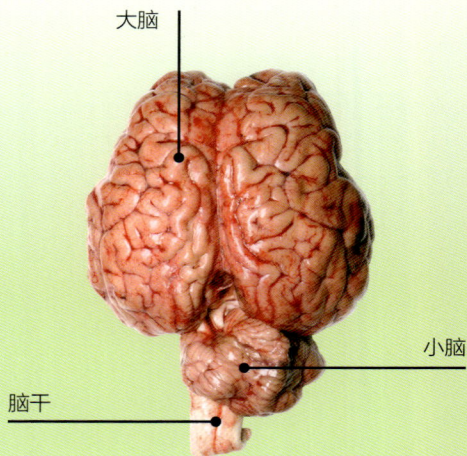

大脑

小脑

脑干

时刻处于工作状态

　　人脑一刻不停地处理着来自身体的信息，感知身体所处位置。位于内耳的平衡器官可以提供身体姿势的相关信息。

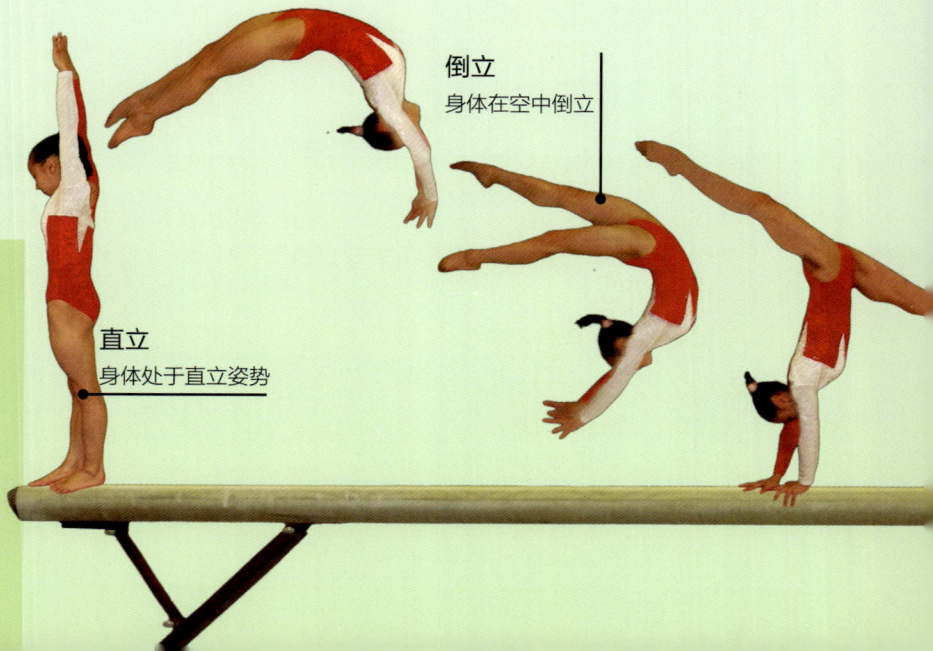

倒立
身体在空中倒立

直立
身体处于直立姿势

脑的复杂结构

　　脑由各种特殊功能区域组成。图中展示了一部分功能区域。

丘脑

　　丘脑可以将信息传递给大脑皮质，大脑皮质是大脑的最外层。

垂体

　　位于脑底部，是内分泌系统最重要的腺体。

大脑

　　大脑的表层折叠形成沟回，称为大脑皮质。大部分信息的处理由大脑皮质进行。

小脑

　　比大脑小，负责非常基本的人体功能，协调身体运动。

脑干

　　位于脑的深部，负责发挥人体生存所需的基本功能。

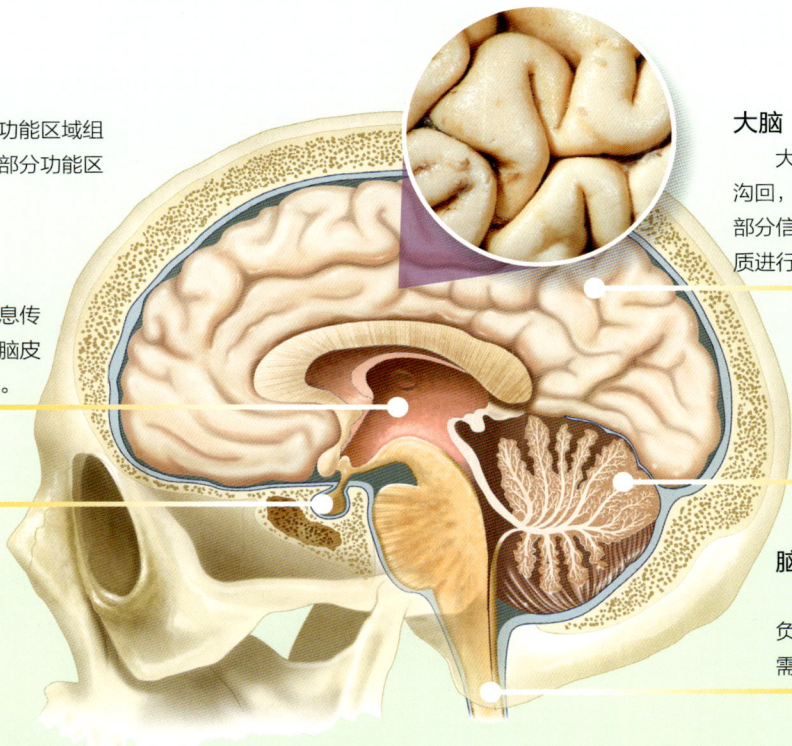

　　成年人的脑重量大约为 1.4 千克，是长颈鹿的脑重量的两倍。

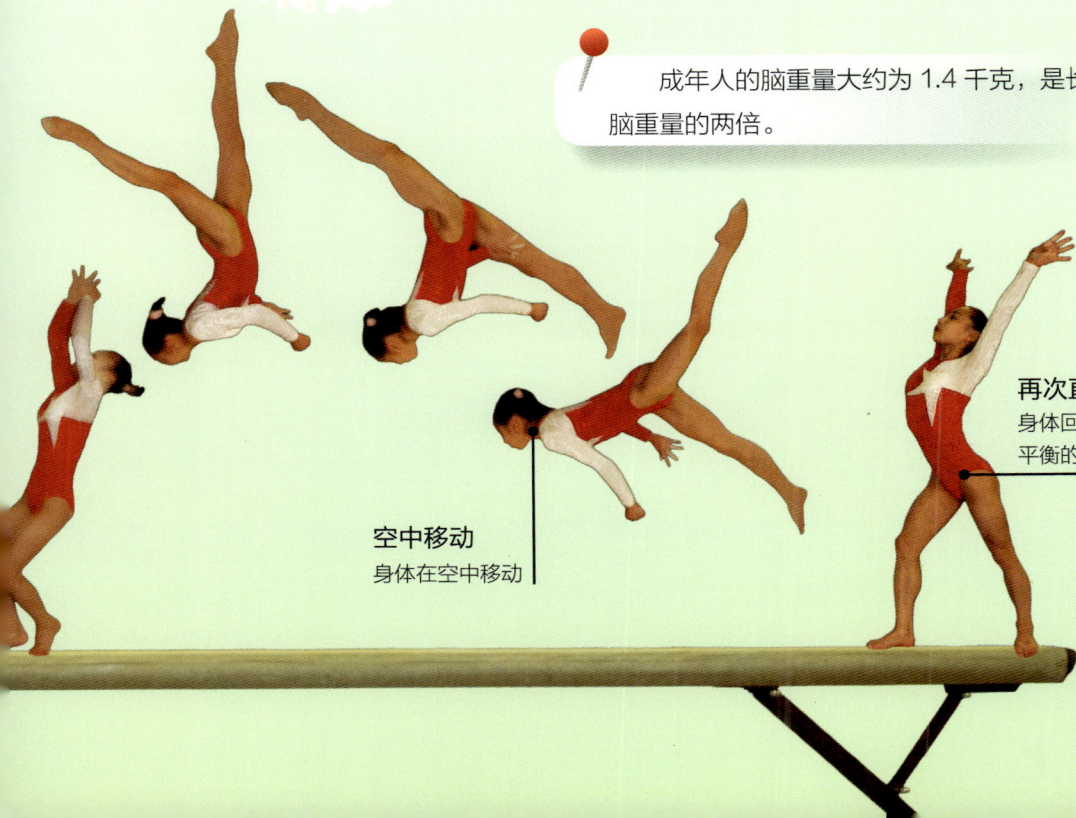

再次直立
身体回到直立、平衡的姿势

空中移动
身体在空中移动

中间神经元（神经细胞）
的作用是传递信息。

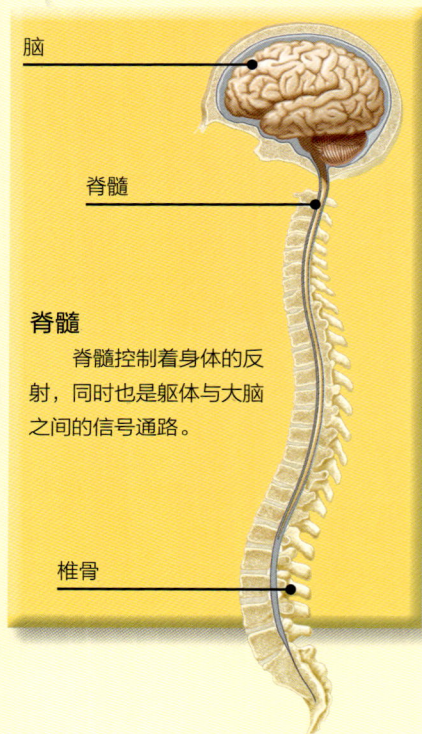

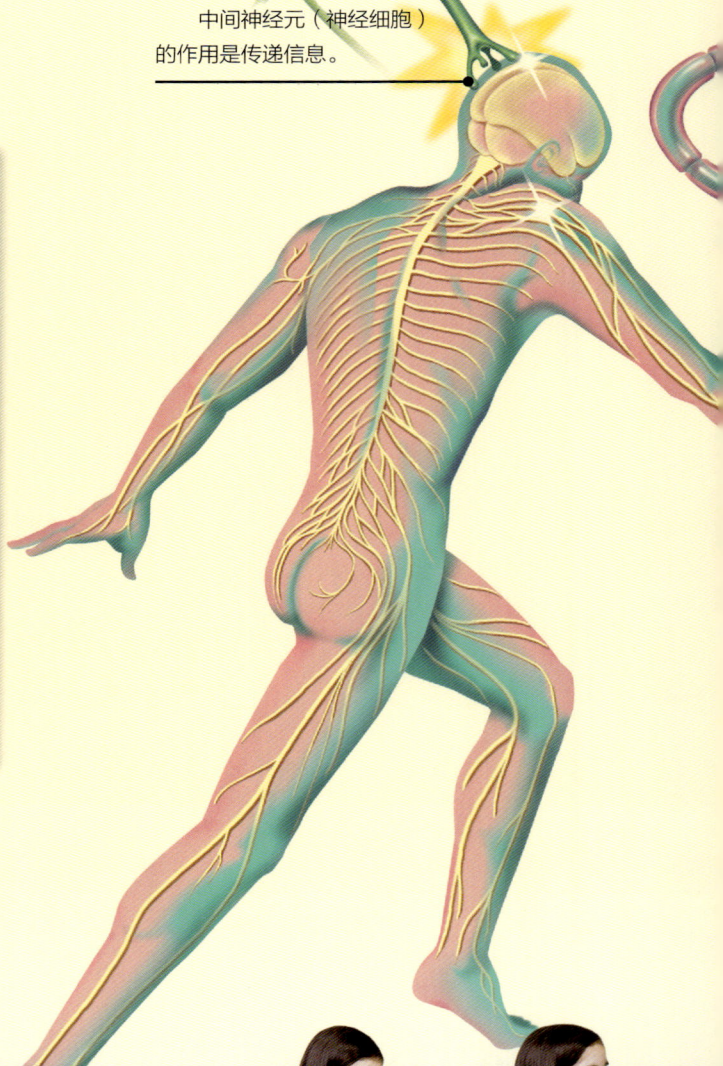

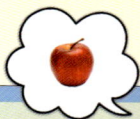

脑

脊髓

脊髓

脊髓控制着身体的反
射，同时也是躯体与大脑
之间的信号通路。

椎骨

大脑如何发挥作用

一个简单的动作需
要大脑进行大量的工作
和协调活动，动员全身
各部分通力协作，完成
该动作。

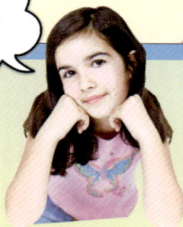

下决定

前额皮质传
递信息给运动技
能区域。

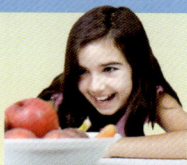

制定计划

运动技能区域
制定出用手抓握苹
果的最佳计划。

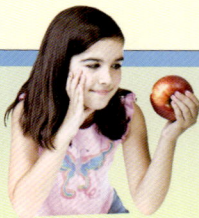

拿起苹果

脑发出信号，
移动胳膊，拿起
苹果。

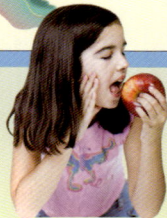

吃苹果

在脑的控制下，张
开嘴巴，用牙齿咬、咀
嚼苹果。

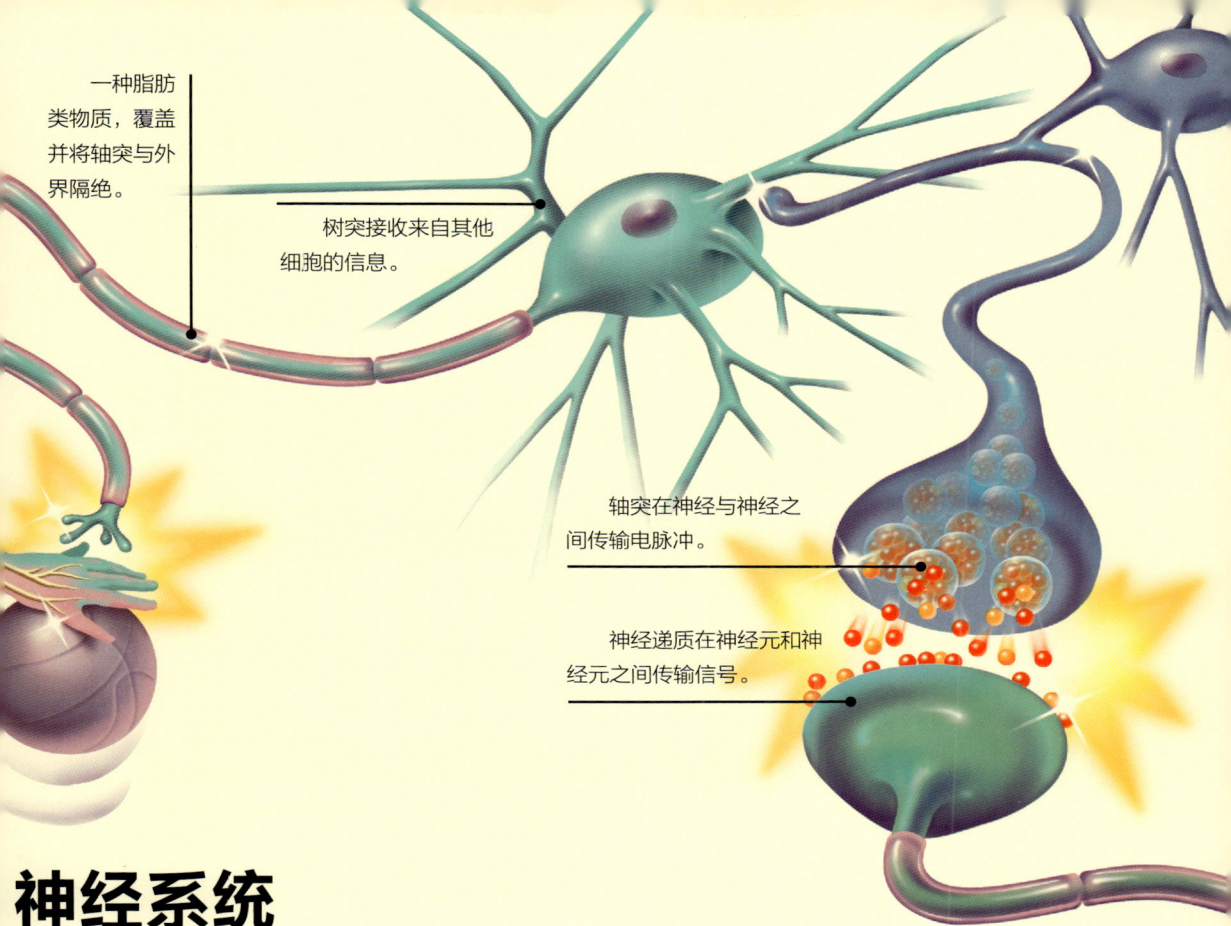

一种脂肪类物质，覆盖并将轴突与外界隔绝。

树突接收来自其他细胞的信息。

轴突在神经与神经之间传输电脉冲。

神经递质在神经元和神经元之间传输信号。

神经系统

神经系统将脑、脊髓和身体里所有的神经联系在一起，形成了一个能感知全身的系统。不同的神经探测不同种类的感觉。例如，手指里的神经可以探测热度和压力。神经用电信号将信息经脊髓传递给脑，经过脑的分析、理解，在必要时做出回应。

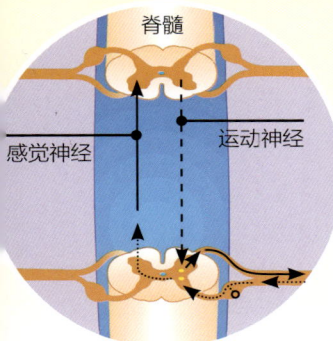

脊髓

感觉神经

运动神经

传输信号

信号沿着脊髓高速传输。感觉神经自躯体向脑传输信号，而运动神经将信号自脑传回躯体。

两个神经系统

脑和脊髓构成了中枢神经系统。神经纤维和细胞组成了周围神经系统，周围神经系统将躯体所有的器官和四肢与中枢神经系统相连接。

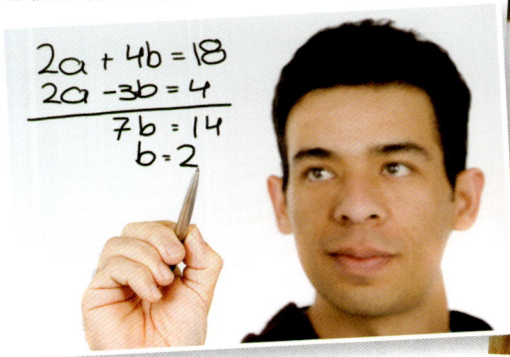

$$2a + 4b = 18$$
$$2a - 3b = 4$$
$$7b = 14$$
$$b = 2$$

数学难题

　　要想解决数学难题，需要一步步的逻辑推理和分析，这些是由大脑左半球负责的。

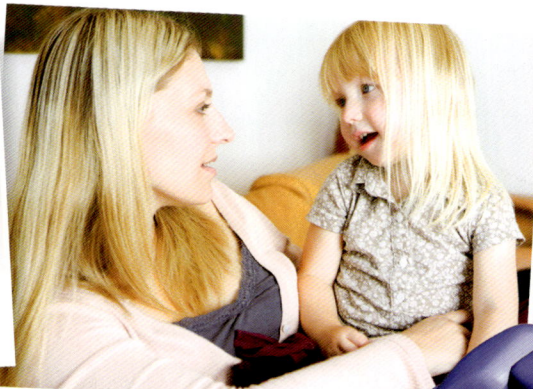

语言交流能力

　　语言交流能力需要大脑两个半球通力协作，左脑负责语法和词汇，右脑负责语气、口音和前后语句的理解。

给左脑的难题

　　要想解开下边的难题，就需要动用分析能力，而分析能力是由大脑左半球控制的。

　　根据下述线索，找出孩子们最喜欢的运动分别是什么。

1. 克莱尔不喜欢动物，也不喜欢到水里去。
2. 赖安喜爱集体运动，他还拥有一个头盔。
3. 凯蒂的昵称是"人鱼"。

	凯蒂	克莱尔	赖安
游泳			
马球			
网球			

左脑和右脑

不同的大脑区域控制不同的功能。大脑在生理上也分为左右两半，分别称为大脑左半球和大脑右半球。每侧大脑半球所侧重的功能不同。例如，逻辑推理和词汇能力属"左脑功能"，而创造力和对新坏境的适应能力属"右脑功能"。

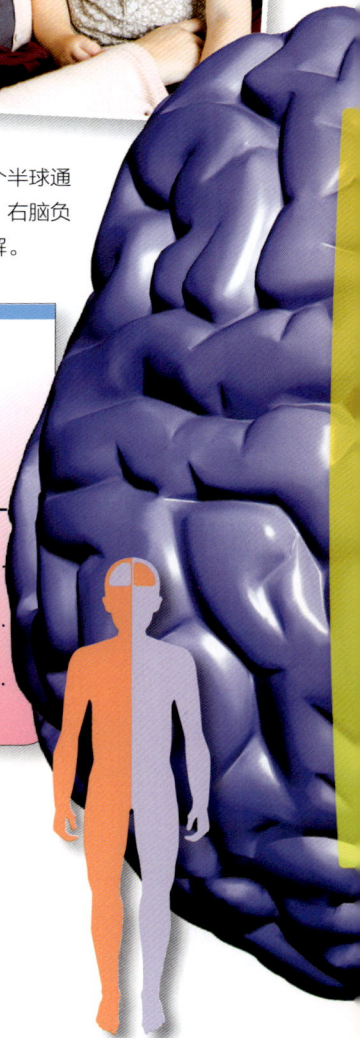

脑对身体的控制

　　大脑左半球控制着右侧身体，而大脑右半球控制着左侧身体。

对笑话的理解

　　左脑负责识别笑话里的词汇，右脑负责感知为什么这些词汇组合在一起能引人发笑。

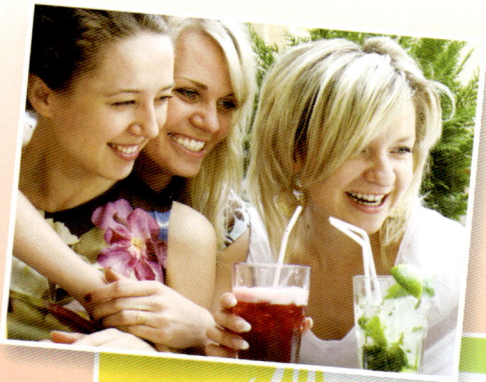

事实还是编造？

　　大脑的左右两个半球并不像人们最初认为的那么分工明确。许多功能并不是只依靠一边大脑半球，而是靠左右两边。

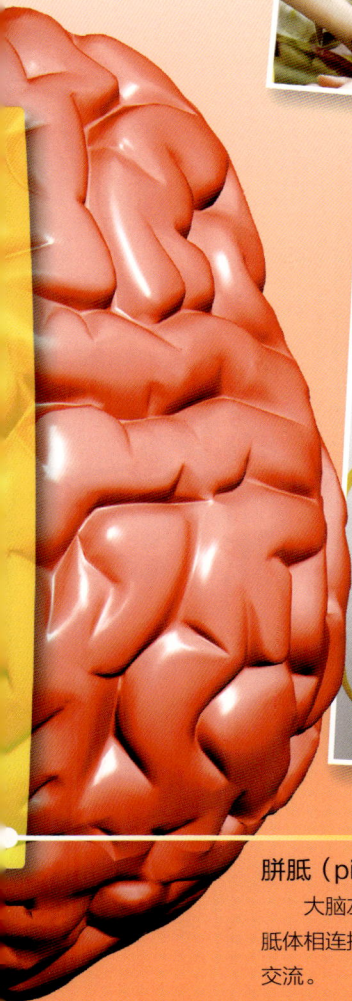

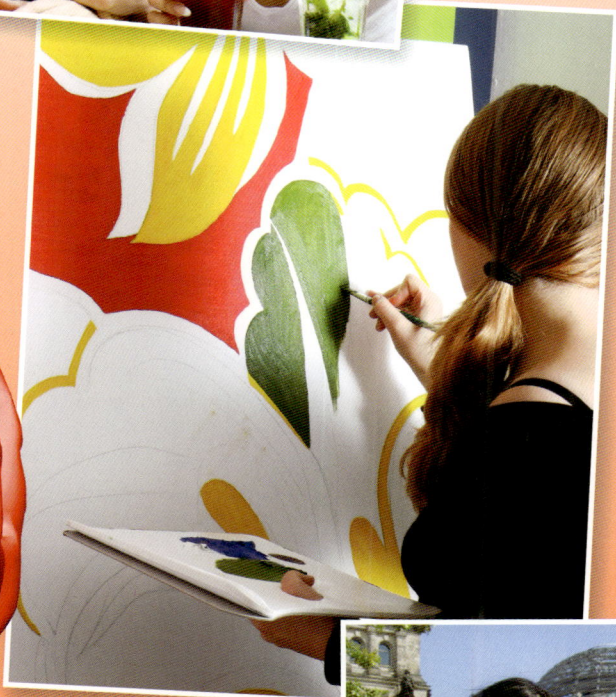

创造力

　　创造力涉及对新奇事物的适应和理解。这一过程属于右脑活动。

胼胝（pián zhī）体

　　大脑左右两半球由胼胝体相连接，并彼此进行交流。

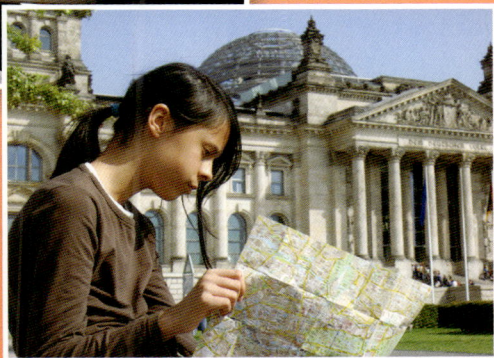

镜像对称

　　大脑左半球和右半球在大小和形状上呈镜像对称。

阅读地图

　　要想阅读地图，就需要具有空间理解能力，即感知空间中物体之间的关系。这种能力大部分归功于右脑功能。

让大脑休息

身体的每个部分都需要休息，大脑也不例外。脑从来没有完全地"关过机"（否则心和肺就会停止工作）。然而，睡眠是人脑活跃度降低的时间段，睡眠可以使身体专注于其他功能。这些功能包括自我修复，将短时性记忆转变为长时性记忆，以及建立心理联系。

睡眠的目的尚未完全明确。在睡眠期间，人体发生了许多改变，但有一件事确定无疑——拥有充足的睡眠是生理和心理健康的关键。

睡眠不足

当没有保证足够睡眠时间时，会出现睡眠不足现象。睡眠不足会使人变得易怒，头脑灵敏度降低，健康状况也会受到影响。

睡多久才算充足的睡眠？

随着年龄增大，人们所需的睡眠时间减少。婴儿需要的睡眠时间最多（每天约 16 小时），到了成年，睡眠时间就只需婴儿的一半。

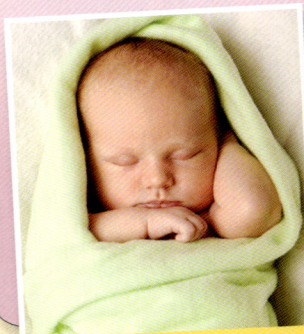

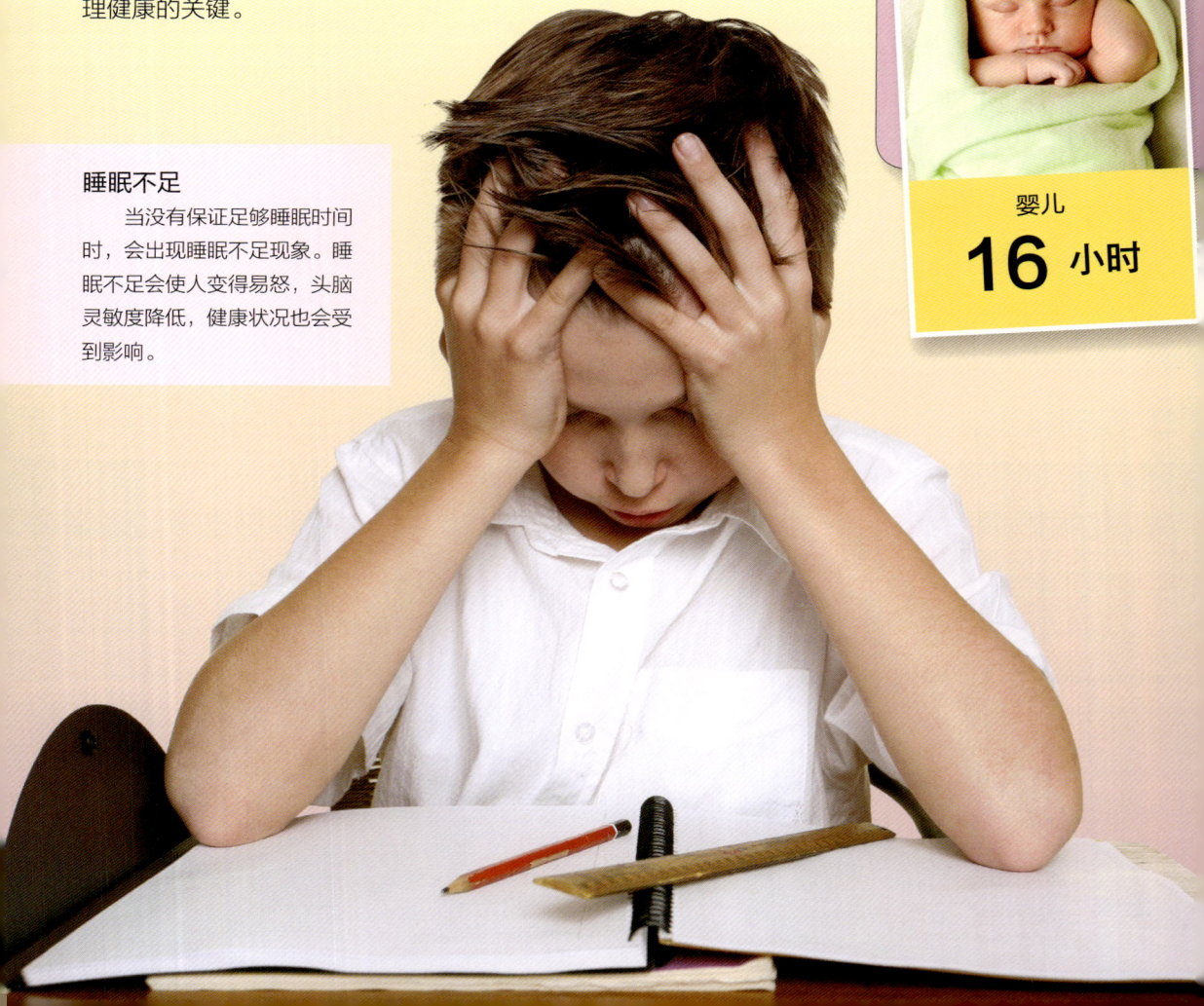

婴儿
16 小时

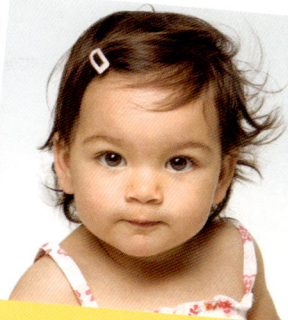

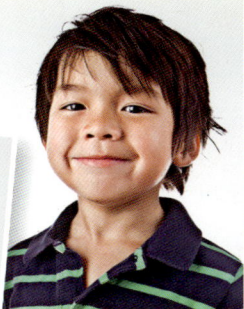

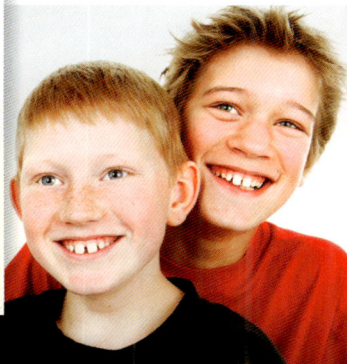

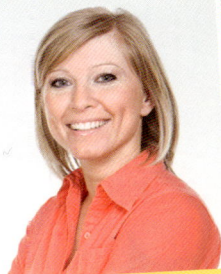

小孩子
10 小时

成年人
8 小时

幼儿
10~12 小时

大一些的孩子和青少年
9 小时

鲸鱼和海豚必须在有意识的情况下进行呼吸，所以它们在睡眠时每次只让一半的脑休息。

顶叶
如果发生顶叶损伤，就可能丧失做梦的能力。

额叶
额叶的功能，诸如语言和创造性思维，会因睡眠不足而受到影响。

枕叶
由于做梦的原因，枕叶在睡眠期间非常活跃。

脑干
由于控制着生存功能（例如呼吸），所以脑干在睡眠期间保持活跃。

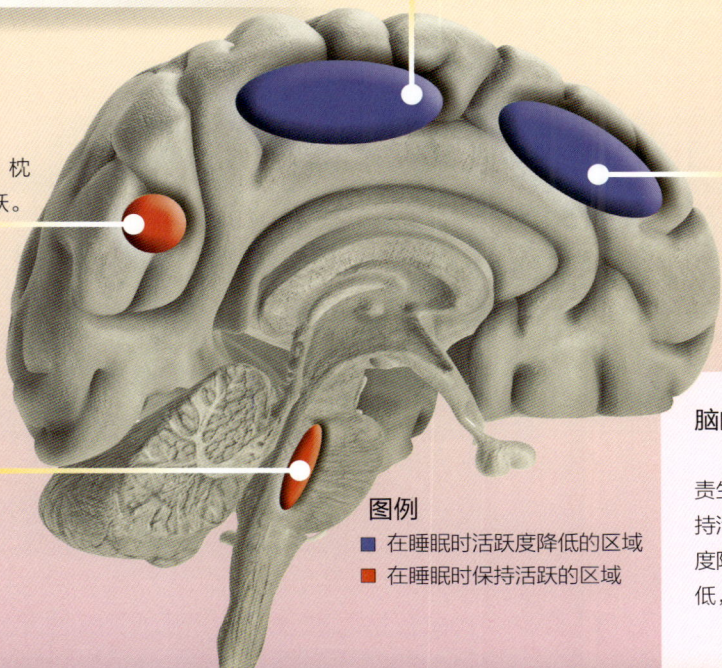

图例
- 在睡眠时活跃度降低的区域
- 在睡眠时保持活跃的区域

脑的活跃度
在睡眠期间，脑负责生存和做梦的部分保持活跃。其他部分活跃度降低，如果没有降低，则会导致做梦。

先天还是后天？

　　些性状或个人素质先天遗传自父母，而另一些性状则是后天形成的。有的性状很容易就能分辨出是先天还是后天，但有的却难以分辨。举例来说，生理上的相似之处是遗传的。家庭成员拥有一样的生理特征，诸如头发的颜色、眼睛的颜色、身高和肤色，这些性状由父母通过基因传给孩子。

　　但运动或音乐方面的技能呢？孩子可能具有这些方面的天赋，但是要想掌握这些技能，更需要日复一日的学习和训练。

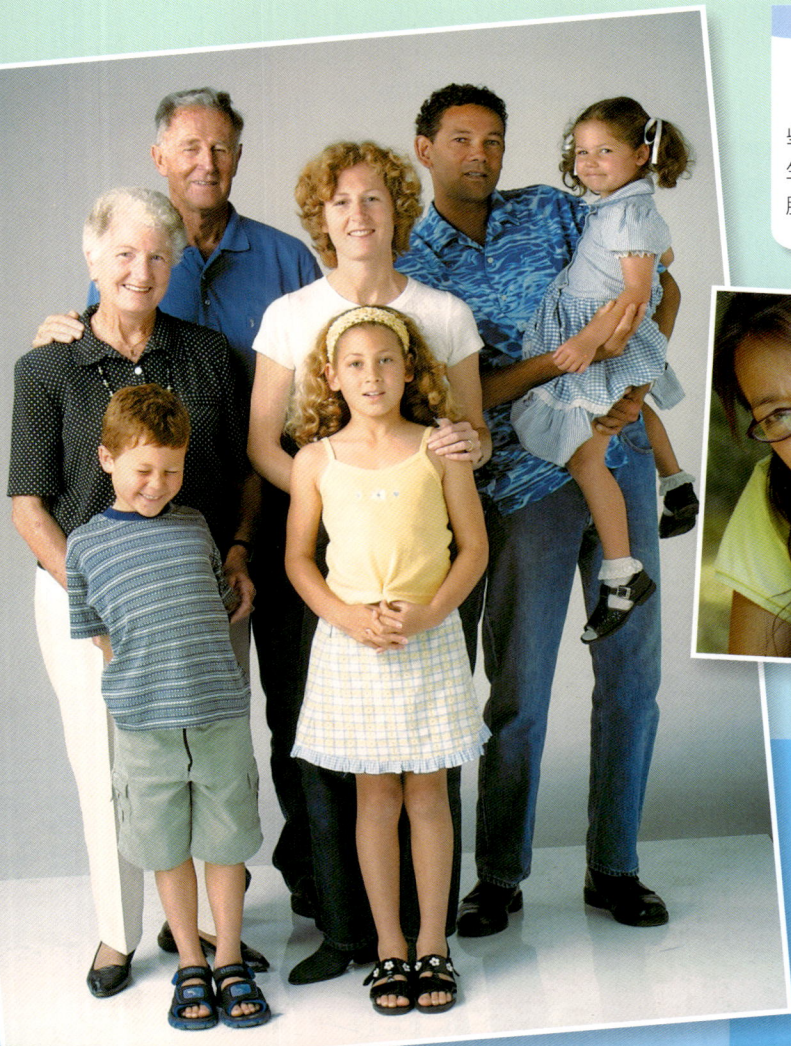

不可思议！

　　人体有20 000多个基因。这些基因能控制人的外表、行为和生长发育。几乎在人体的每个细胞里都含有个体的一整套基因。

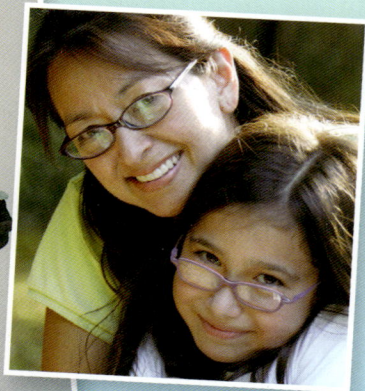

先天遗传

　　有时候，孩子的外貌就像父母的组合体。那是因为孩子体内的基因一半来自父亲，一半来自母亲。

习得行为

针对某一行为，练习的次数越多，需要的思考就越少。消防员要不断进行救火训练，这样在遇到火灾时，他们就能立刻做出反应。音乐家不断练习，以提升自身的音乐造诣。

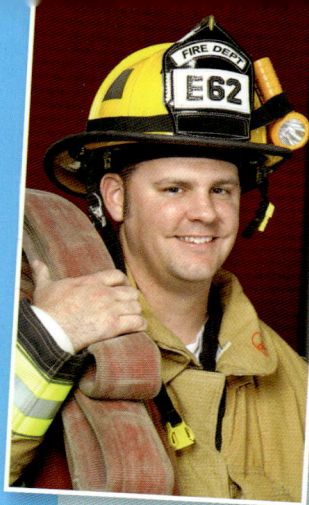

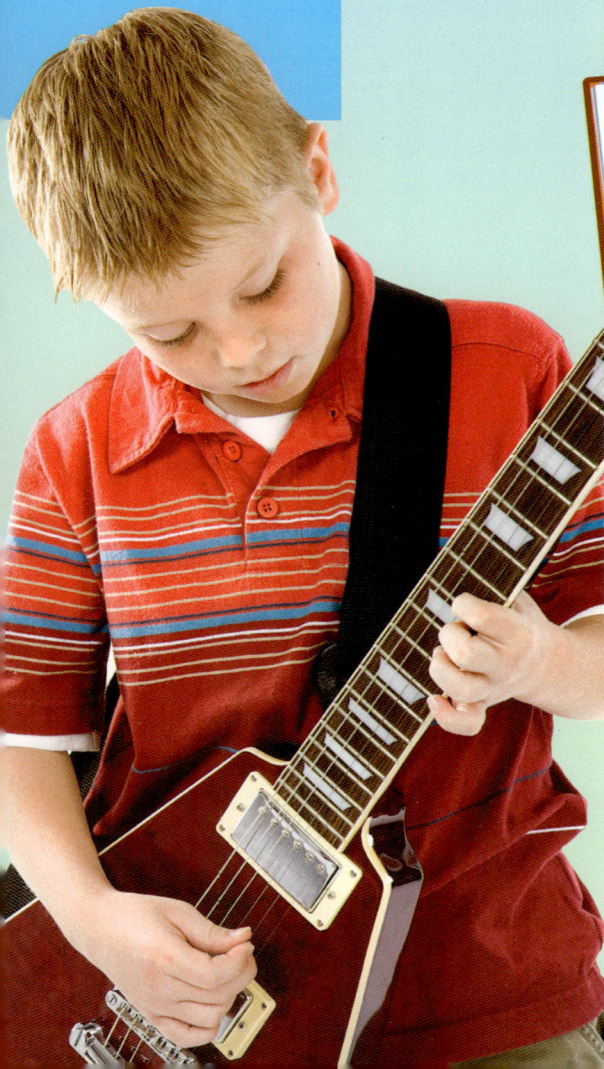

自出生起就分开的双胞胎

通过观察分开长大的同卵双胞胎的生活，科学家们可以研究先天遗传和后天学习的影响。一项著名的研究始于 1979 年，由明尼苏达大学的研究团队组织，研究了 60 对分开长大的同卵双胞胎。研究结果没有显示明确的结论，但是，有的双胞胎显示出了惊人的相似性。一个典型的例子就是"两个吉姆"，同卵双胞胎詹姆士（吉姆）·亚瑟·施普林格和詹姆士（吉姆）·爱德华·刘易斯在出生后 1 个月时就被分开了，在 39 岁时两人重逢。

两个吉姆

都由养父母取名为吉姆。
都结婚又离婚了，前妻的名字都叫琳达。
都再婚了，妻子的名字都叫贝蒂。
都喜欢机械绘图和木工活。
上学时最喜欢的科目都是数学，最讨厌的科目都是拼写。
吸烟和饮酒的量都差不多，都抽同一个牌子的烟，喝同一个牌子的酒。
都在每天的同一时段头疼。
养的狗都叫托尼。
儿子的名字都叫詹姆士·艾伦。

同卵双胞胎有几乎完全相同的基因，异卵双胞胎或兄弟姐妹间基因的一致率只有50%。

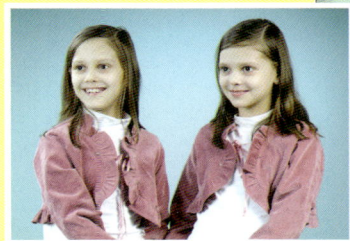

记忆

记忆是指大脑储存和检索信息的能力。如果没有记忆，人就无法了解事实和学习技能，也不能依据实际情况和经验来改变自身行为。

记忆并不存在于脑的某一部分中，它是由脑的感觉区域和更深层的区域相互作用产生的。短时性记忆（如把鞋子放在了哪里）只能被短暂地储存。更重要的记忆（如胳膊骨折的时间）会转变为长时性记忆，并保留数年。

短时性记忆	→	长时性记忆

时间和地点	事实	技能

记忆如何产生

一些短时性记忆会转变为长时性记忆。一些以事实的形式存储（如2+2=4），另一些转变为技能（如如何抛球）或事件（如你的第5个生日）。

不可思议！

马克·乌迈尔记住了一个12 887位的数。他把这个数字分别按2个、4个和6个数位一组分成若干组，然后反复听自己重复该数字的录音，最后将这个数字记了下来。

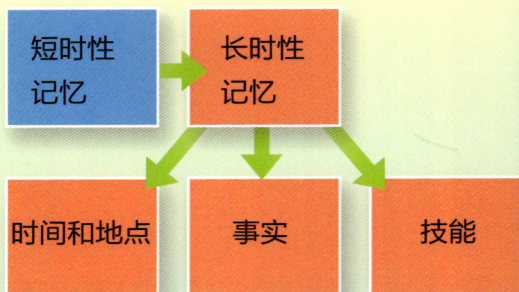

短时性记忆测试

看下面的图30秒并试着记住尽可能多的物品。接着，挡住图片并写下所有你能想起来的物品名称。

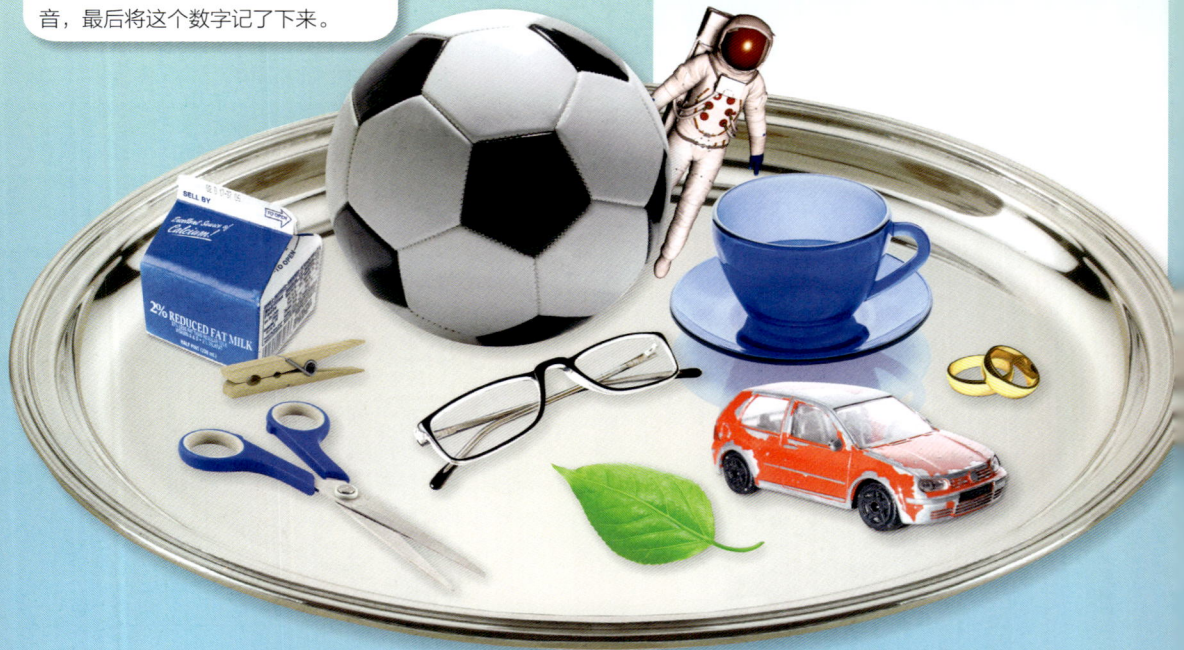

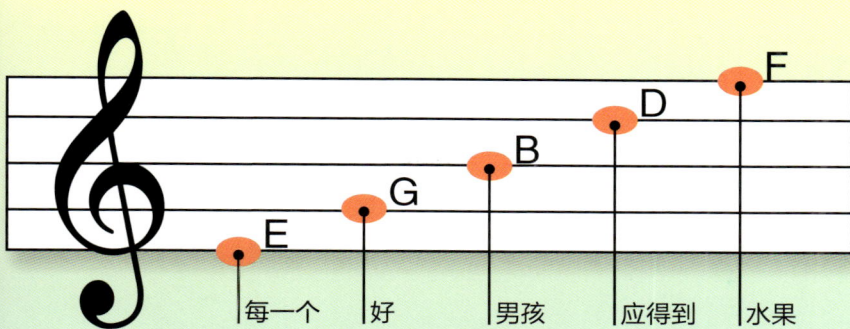

E G B D F

每一个   好   男孩   应得到   水果

记忆术

记忆术是帮助人们记住东西的技巧。比如，短语"每一个好男孩都应得到水果"可以帮助你回忆起这些音符。

分段记忆

如果把事物分成不同的类别，会更容易记住。比如，把长的数分成小组分别来记忆。

记住这个数

950634562

记住这个数

867-3671-874

记忆的慢动作

1.这个男孩拿到一个冰淇淋，冰淇淋会刺激他的感觉。

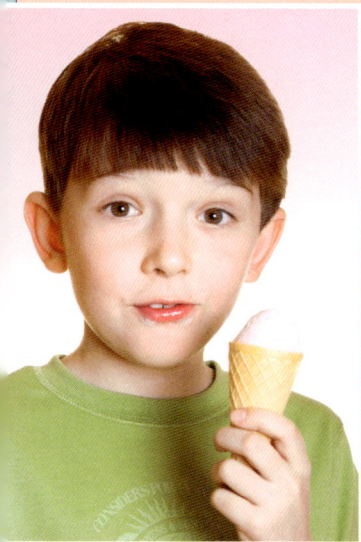

2.品尝冰淇淋刺激了他的味觉和触觉。口腔里的神经元把信号传向脑，冰淇淋的味道和感觉被储存到了短时性记忆里。

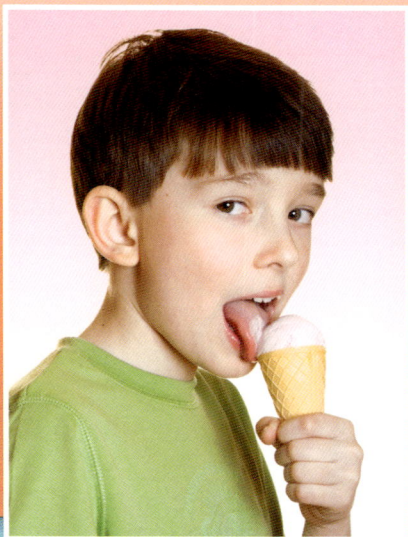

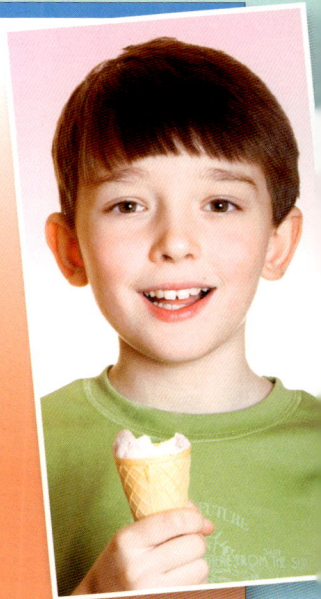

3.随着这个男孩吃了更多的冰淇淋，这种短时性记忆被转化为长时性记忆。未来的若干年内，他会一直记得。

人脑的研究

人们很久以前就渴望了解人脑内部的作用机理。人们想知道思想是如何产生的，以及思想和脑是如何与身体连接的。最早关于脑的文献是公元前 17 世纪发现的用古埃及文字写成的治疗疾病的文章。人类对脑的研究已经有几千年的历史了。

今天，科学家们距离描绘所有人脑活动的目标已经越来越近。在最新技术的协助下，科学家们可以观察出某种思维和活动发生的同时，在脑内都发生了哪些情况。这种技术赋予了人们梦寐以求的探究思想深处的能力。

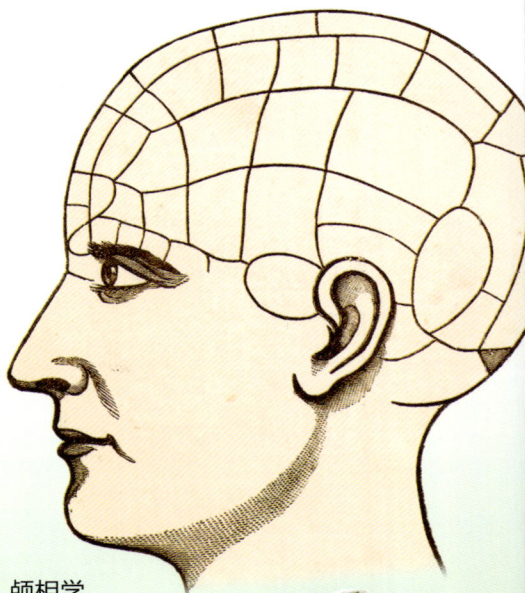

颅相学

这种根据人的头部形状来了解人格的研究在19世纪非常流行。在颅相学家看来，头部的每个区域都掌管某一特定功能。

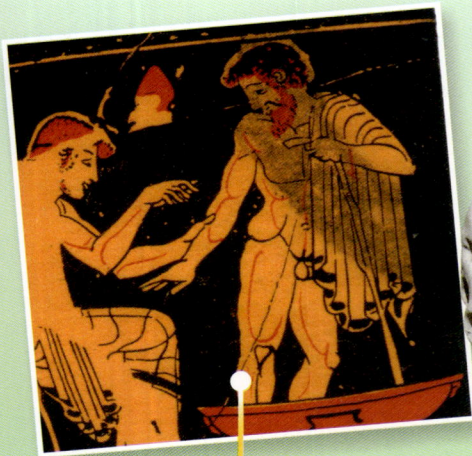

公元前400年

古希腊人认为大脑是身体的控制中心。医师希波克拉底相信大脑和白羊座相关。

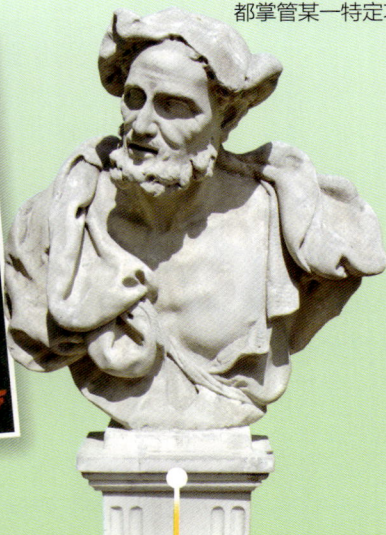

公元前335年

古希腊哲学家亚里士多德认为心脏是人体的控制器官，并因此产生了"用心学习"的说法。

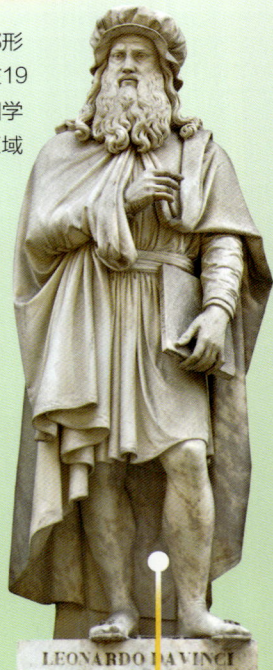

1452~1519年

列奥纳多·达·芬奇通过解剖尸体研究人体，包括脑。他通过被分开的颅骨绘制了脑的解剖图。

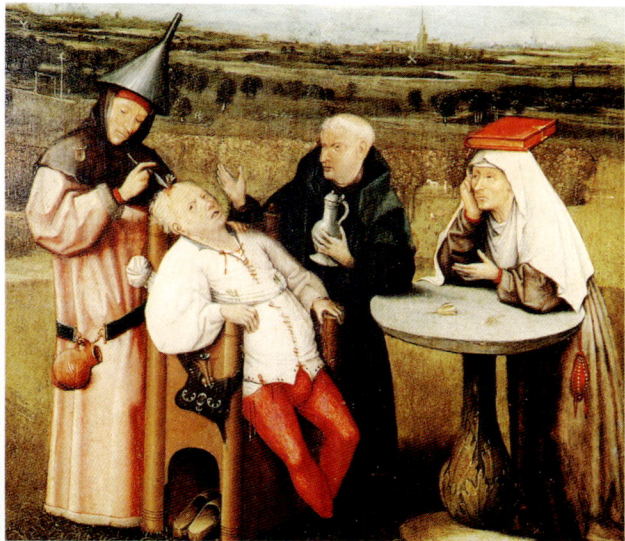

早期的脑外科手术

　　脑外科手术可以上溯到9 000年前。当时人们在颅骨上钻孔来治疗癫痫、偏头痛和精神病。

脑部扫描

　　脑电波图记录了脑发挥功能时的活动情况。脑活动是以波动的形式展现的。

警觉
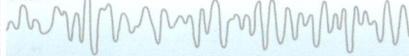

放松
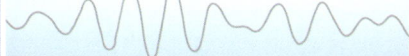

困倦
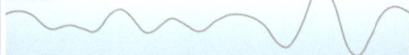

睡眠

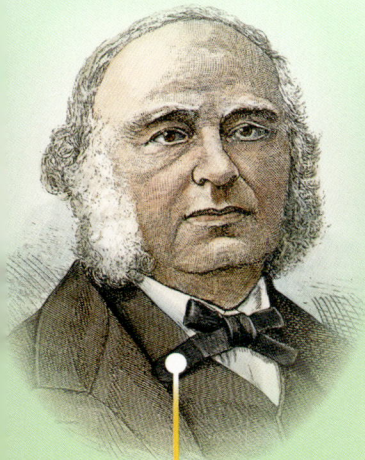

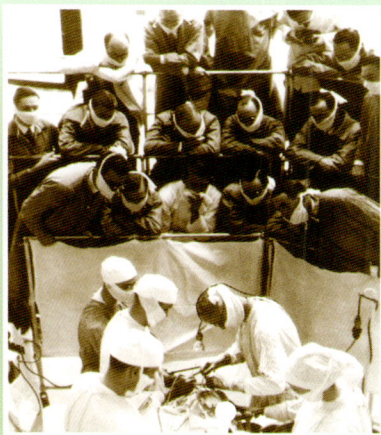

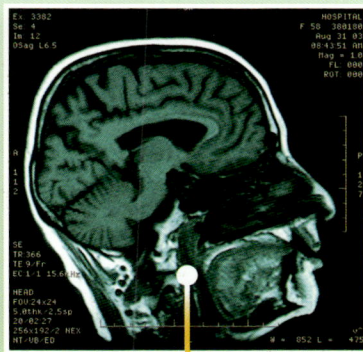

1861年

　　保罗·布罗卡（上图）和卡尔·韦尼克一道，识别了脑中与语言相关的区域。这个发现证明了脑的不同区域执行不同的任务。

1869~1939年

　　哈维·库欣开创了神经外科学。他使用X射线来定位脑肿瘤，并且发展了脑外科手术技术。

现今

　　在磁共振成像等技术的帮助下，科学家们正在逐渐增进对大脑如何行使功能的理解。

人脑的异常

人脑是一个非常复杂的器官，可能发生各种异常。一些心理失常，比如说某些恐惧症，是比较轻微的。但有一些人脑异常，比如说早老性痴呆症或者中风，会严重影响病人的健康。

许多恐惧症或者成瘾是可以治愈的，也有一些中风病人可以恢复绝大部分的脑功能。但有的脑部疾病是永久性的，甚至会改变病人的一生。

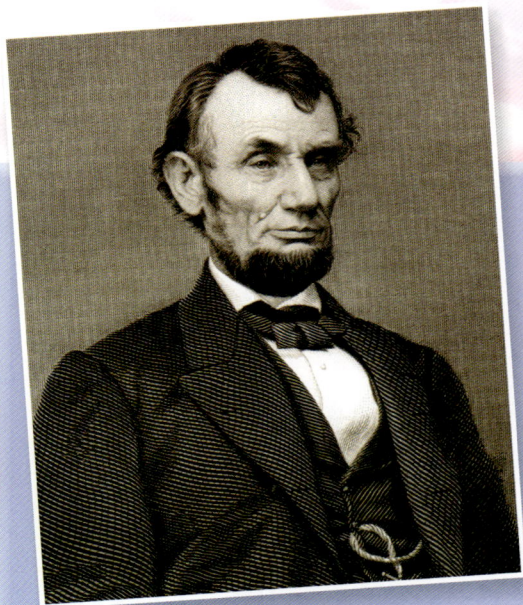

双相障碍

这种病也被称作躁狂抑郁症。病人不断地经历从狂躁到抑郁，再到狂躁的强烈情绪波动。创作了这幅画的凡·高，很可能就是双相障碍的患者。

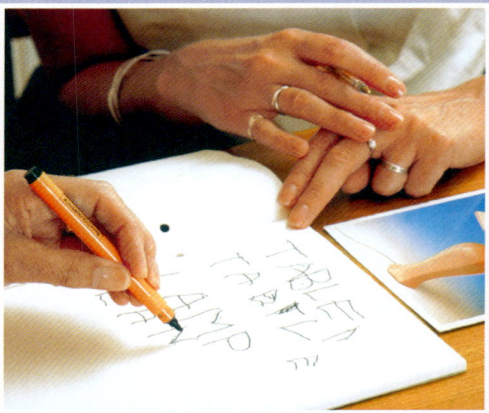

抑郁症

抑郁症患者会有严重的悲伤、焦虑和轻生情绪。亚伯拉罕·林肯（美国1861到1865年的总统）是有名的抑郁症患者。

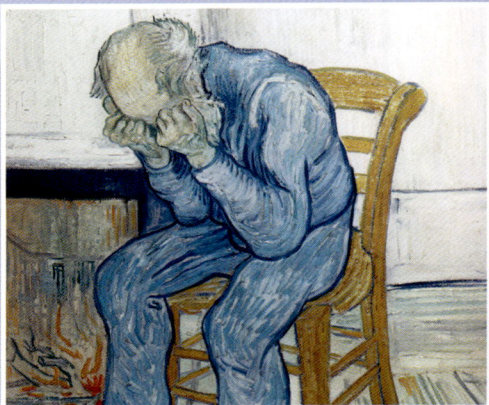

中风

中风是由脑缺血或脑内出血引起的突然性脑功能丧失。中风引起的损害可以影响语言和行动功能。

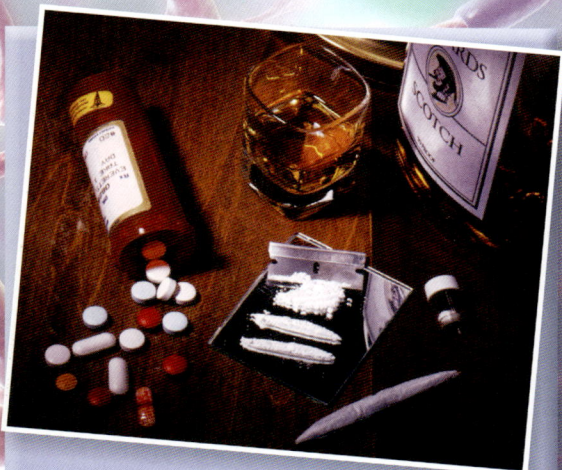

成瘾

　　人脑和身体会依赖某些物质，比如说酒精或毒品。许多人也会对一些习惯成瘾，比如说赌博和看电视。

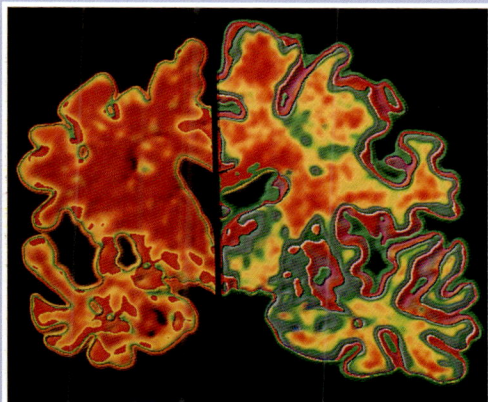

阿尔茨海默氏病

　　阿尔茨海默氏病起始于健忘，逐步发展为思维混乱、情绪波动和严重记忆缺失。脑的表现为大脑皮层萎缩（如图的左半部分所示）。

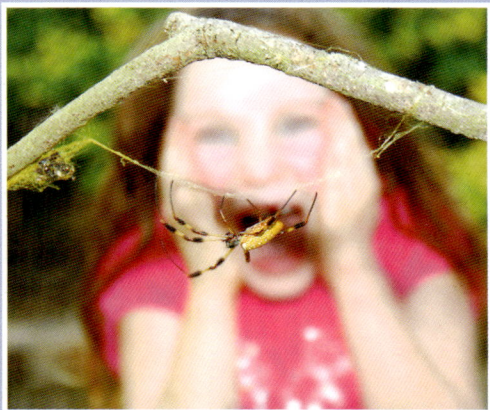

恐惧症

　　恐惧症是对特定事物或情景的非理性恐惧，比如蛇、蜘蛛、高处或密闭空间。许多恐惧症是可以治疗的，并且患者可以回归正常生活。

帕金森氏病

　　这是一种中央神经系统受损的疾病。患者会丧失运动控制能力，语言能力或思维能力。拳王穆罕默德·阿里即患有帕金森氏症。

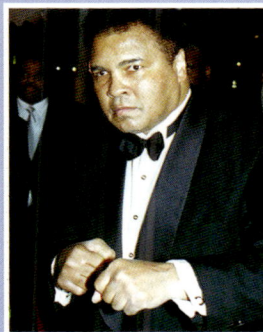

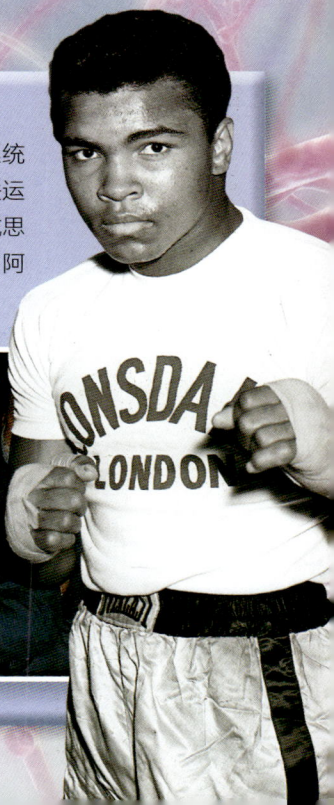

人脑的游戏

如果理解了人脑的工作机理，就能找出"欺骗"人脑的方法。视错觉和一些心理学的游戏非常有趣，人们可以利用它们来检验大脑是否能正确地察觉和解释事物。

实际上，一些日常经验依靠了人脑被"欺骗"这种现象。比如看电影时，人们看到的是一系列静止的图片，但大脑会把它们接合在一起，这样，静止的图片看起来就是移动的。

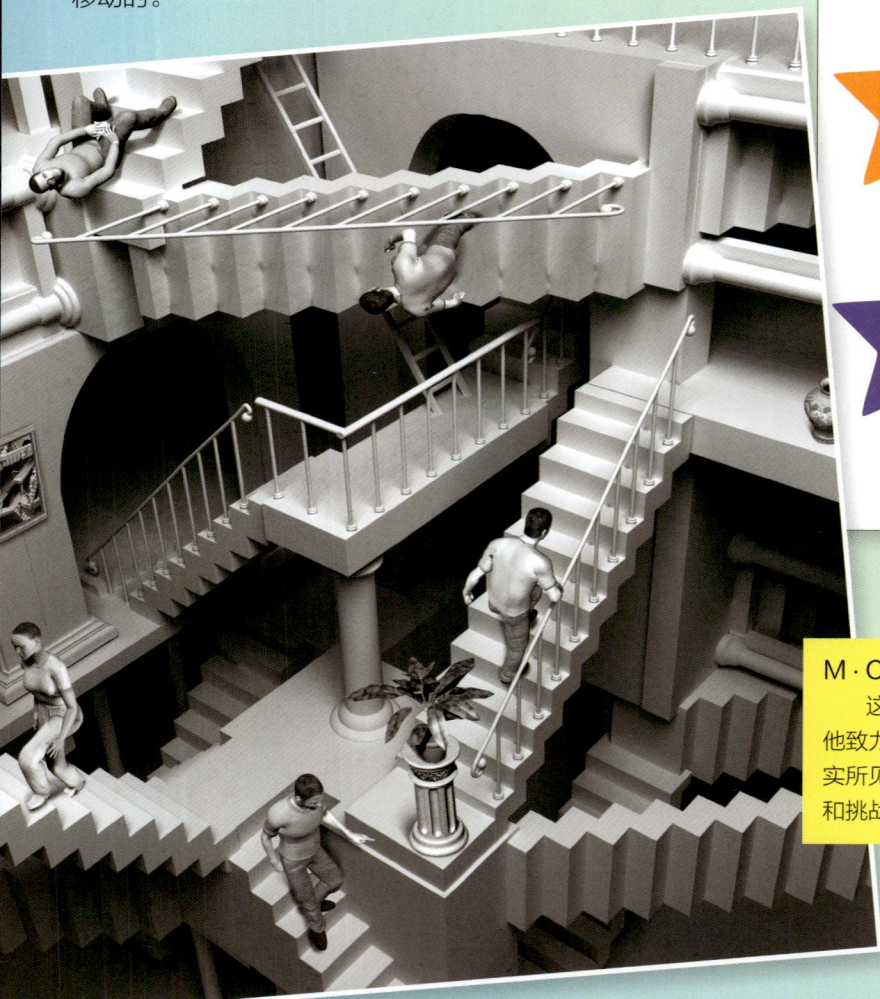

颜色难题

尽可能快地说出每颗星的颜色。很多人必须要减慢速度才能说出正确的颜色，否则他们说出的是星星上标的字，而不是星星的颜色。

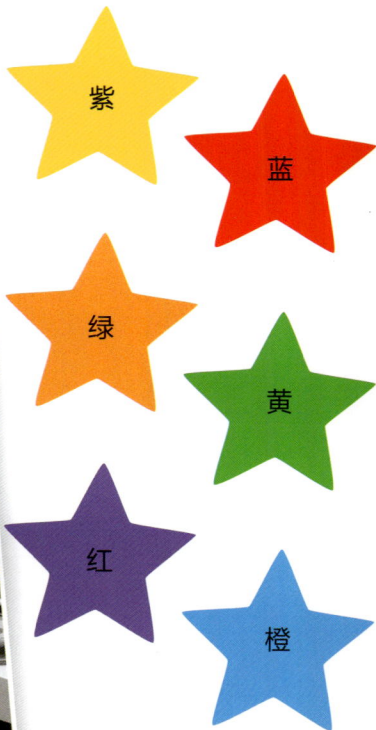

M·C.埃舍尔

这名荷兰艺术家以制造错觉著称。他致力于绘出幻想中的场景而不是真实所见。这些不可能的场景可以欺骗和挑战观看者的思维。

哪个圆更大？

如果你选了左边的圆，说明你的大脑被"欺骗"了。大的正方形会使人觉得圆也更大。两个圆实际上是一样大的。

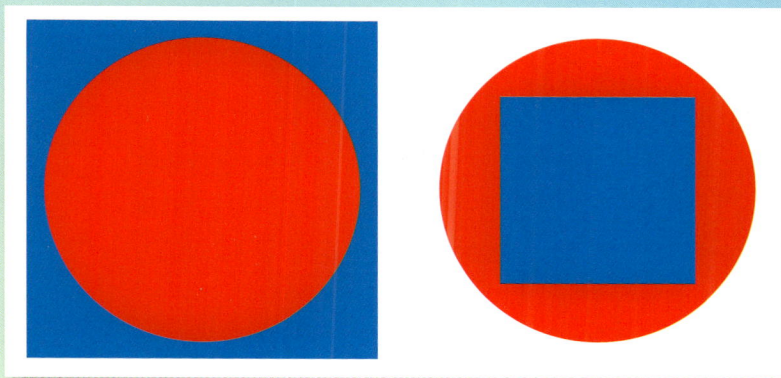

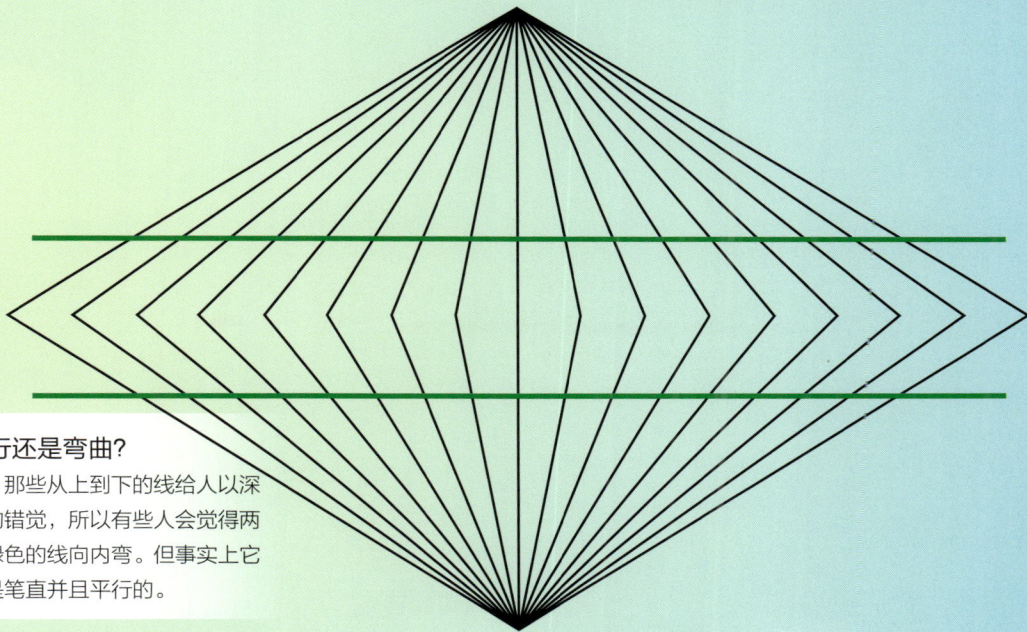

平行还是弯曲？

那些从上到下的线给人以深度的错觉，所以有些人会觉得两条绿色的线向内弯。但事实上它们是笔直并且平行的。

视错觉

对于视错觉来说，如果把一部分图像盖住，你会更容易看出它的花招。试着只看这个立方体的一半。

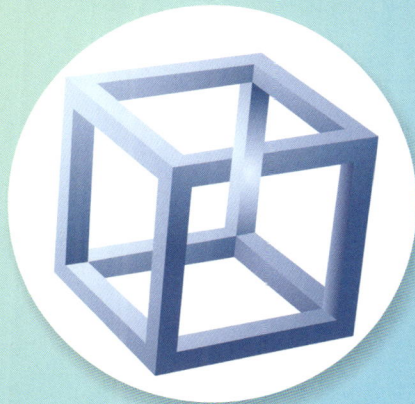

保持脑健康

脑 和身体其他部分一样，需要保持健康——这意味着要锻炼它、滋养它，并使它免受伤害。保持脑健康很容易，也很有趣。智力题和学习可以增强脑的能力。对身体总体健康有益的饮食对脑也是有益的。

在生活中请做出明智的选择，比如说骑自行车或摩托车时要戴头盔，乘汽车时要系安全带等等，以确保脑部不受伤害。

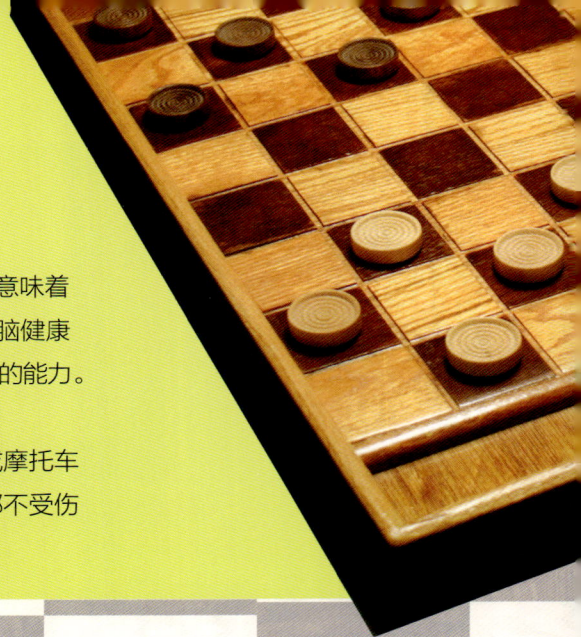

安全

要想保护你的大脑，就需要保护好你的头部。骑车或打棒球时戴头盔，可以有效地降低头部被击中时发生脑损伤的风险。

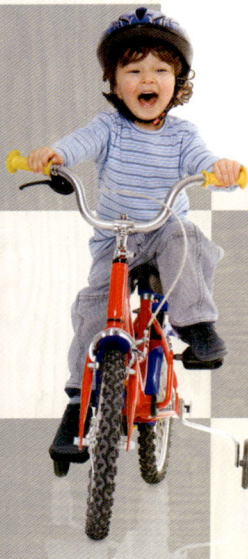

向他人学习

向他人学习能增强技能，并且能有效训练大脑。试着多和知识丰富的人聊天。

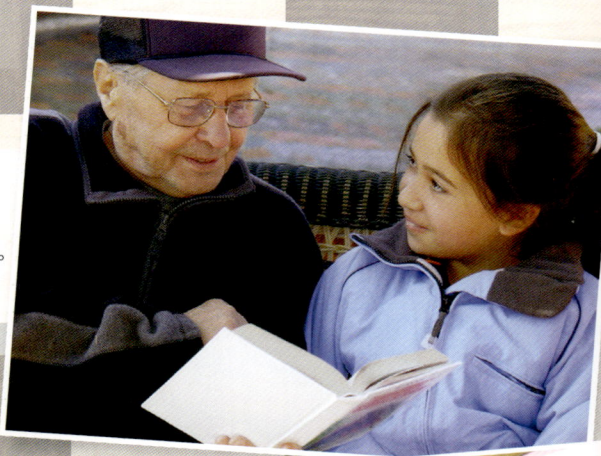

智力题

一个提高脑灵敏度的方法是解智力题。做题越多，得到的锻炼就越多。

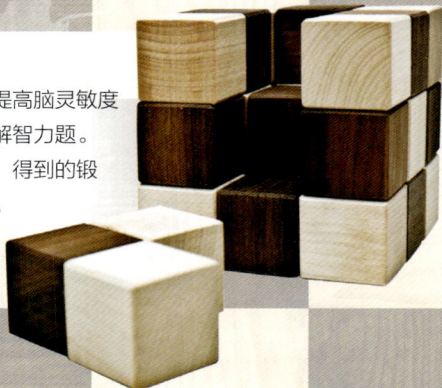

睡眠

睡眠是至关重要的，它能使脑和身体集中在非清醒的活动上，比如说进行恢复或思维连接。

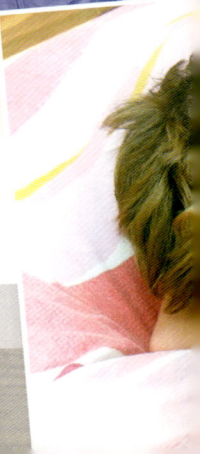

游戏

和智力题一样，游戏也是一个很好的保持头脑敏锐的方法。试着多进行不同的游戏，这样可以锻炼脑的不同区域。

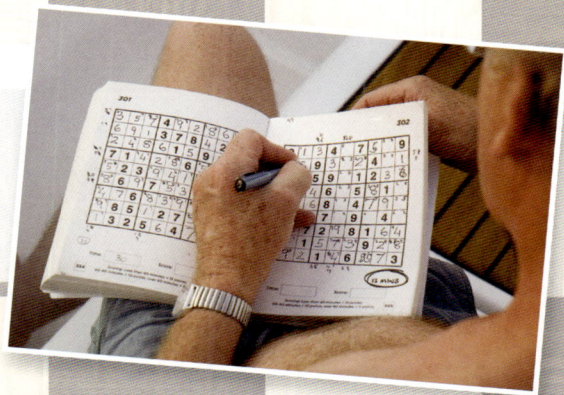

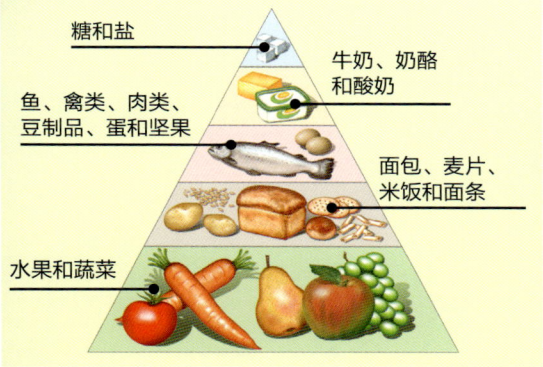

糖和盐

牛奶、奶酪和酸奶

鱼、禽类、肉类、豆制品、蛋和坚果

面包、麦片、米饭和面条

水果和蔬菜

健康

滋养身体就是滋养脑。健康的饮食很重要，保证摄入足量的新鲜蔬菜和水果。此外，切记要进行体育锻炼。

喜爱冒险

年轻人的脑似乎是为冒险而设计的。这是因为前额皮质——人脑中负责做出决策来规避风险的部分——在成年之前未完全发育。

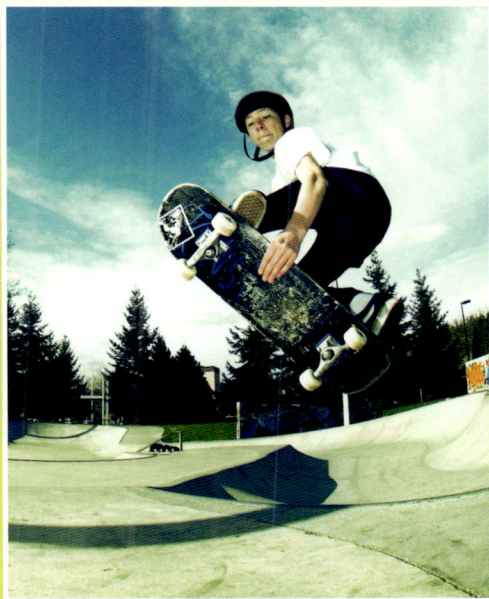

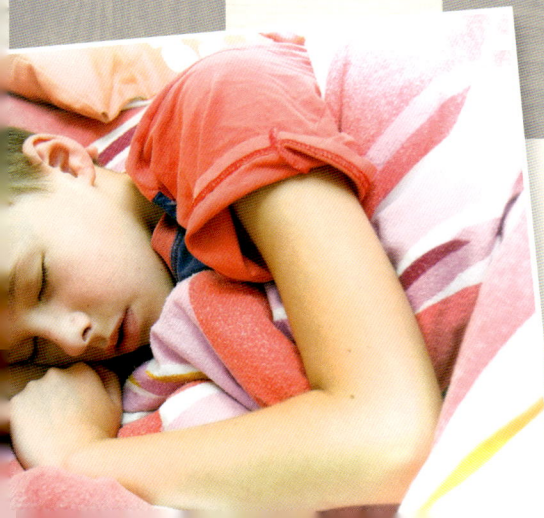

没说完的话

研究者发现，在说到一半就挂断电话的情况下，人们常常会感觉烦躁，因为大脑需要努力填补对话的缺失部分。

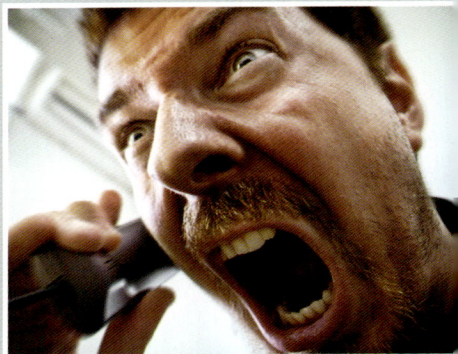

人脑的事实

脑 和身体有着令人难以置信的协作关系，并且研究人员还在不断发现和阐明越来越多的协作关系。有许多事情——比如说打喷嚏、笑或者试图回忆起一首歌的歌词——如果停下来仔细想一想这些事情，实际上都有点奇怪。

这里有一些鲜为人知的有关人脑的真相。试着开动你的大脑，看看是否能找到一些类似的真相。

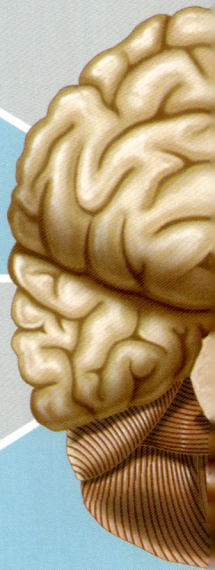

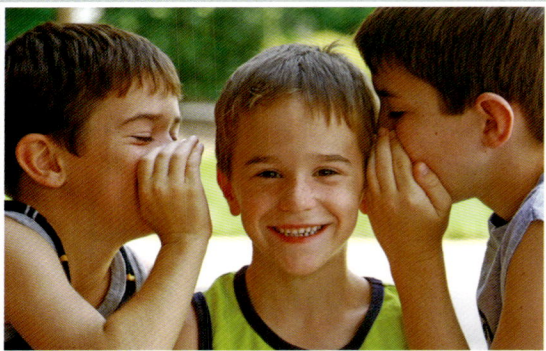

发笑

对一个笑话发笑需要用到大脑的五个区域，并且需要一系列思维过程。笑，始于对词的分析，终于生理反应。

眨眼

在眨眼时，眼睛虽然闭合了，但所看到的事物并没有因此而变暗。眨眼会短暂关闭大脑中的相关区域，所以一点也不会感到黑暗。

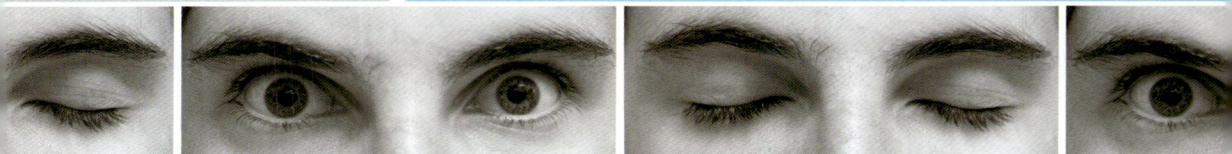

给自己呵痒

你很难对自己呵痒而使自己发笑，因为大脑能区分开自身的触碰和他人的触碰。

忘词的歌曲

因为忘词而卡壳的歌曲会一直在脑中萦绕不去，因为回忆顺序的能力是一项重要的生存技能。重复能巩固记忆。

人脑的功率

人脑的功率大概有 20 瓦，约为电冰箱里灯泡功率的一半。

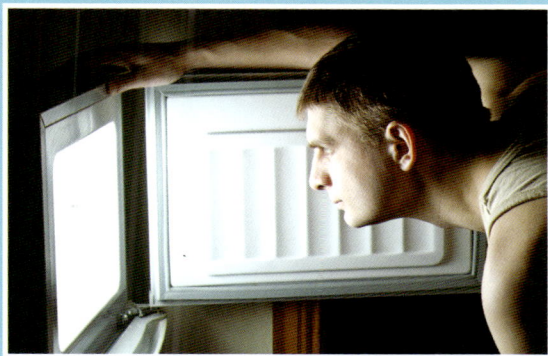

阳光使人打喷嚏

强光产生的神经冲动可以沿着神经通路传导。如果这个冲动溢出到其他神经通路里，有可能会扰乱神经信号而引起一个喷嚏。

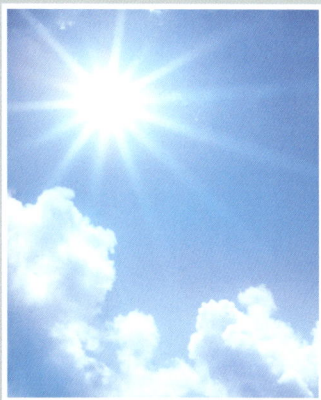

知识拓展

成瘾(addiction)

在人脑和身体依赖某种物质和行为时出现的状态。

阿尔茨海默氏病(Alzheimer' disease)

一种人脑的异常,以健忘、思维混乱、记忆缺失和大脑皮质萎缩为标志。

角回(angular gyrus)

大脑的一部分,在语言、数学和认知能力方面发挥重要作用。

轴突(axon)

将电冲动从神经的中心部位传出的神经纤维。

双相障碍(bipolar disorder)

以强烈而反差巨大的情绪波动为标志的大脑异常。

脑干(brain stem)

脑和脊髓相连接的部分,负责生存功能,如呼吸和心脏搏动。

布罗卡氏区(Broca's area)

控制讲话和辅助躯体运动的大脑区域。

中枢神经系统(central nervous system)

动物体内的主要信号系统,通常包含脑和神经,或者脑和脊髓。

小脑(cerebellum)

位于脑下部,负责控制平衡,协调躯体运动和姿势。

大脑皮质(cerebral cortex)

由灰质构成,是大脑布满褶皱的外层,参与控制思考、推理、情感和知觉能力。

大脑(cerebrum)

脑最大的部分,接收各种类型的感官信息,加工处理后,做出相应的反应。

认知(cognition)

理解事物的过程。

意识(consciousness)

清醒并且能认识到自身、周围事物和所处环境的精神状态。

树突(dendrites)

神经细胞分枝状的部分,可以从其他神经细胞那里接收信号。

抑郁症(depression)

以严重的悲伤和焦虑情绪为标志的情绪障碍。

EEG

脑电图(electroencephalogram)的英文缩写,该过程可以记录人脑发挥功能而引起的电活动。

内分泌系统(endocrine system)

身体里的内分泌腺体组成的系统,这些腺体能分泌调节机体功能的激素。

异卵双胞胎(fraternal twins)

发育自不同受精卵的双胞胎。

基因(genes)

生物体内遗传信息的基本单位。

同卵双胞胎(identical twins)

发育自同一受精卵的双胞胎。

中间神经元(interneurons)

位于脑和脊髓里的负责传输信号的神经细胞。

记忆(memory)

大脑储存和重新获得信息的功能。

记忆法(mnemonic device)

更容易记住某些事物的诀窍。

MRI

磁共振成像(magnetic-resonanceimaging)的英文缩写,通过该技术能了解身体内部情况。

神经系统(nervous system)

脑、脊髓和神经构成了神经系统。

神经元(neurons)

神经细胞的另一个称呼，是体内传导电神经冲动的细胞。

神经递质 (neurotransmitters)

使神经冲动穿过突触继续传递的化学物质。

帕金森氏病 (Parkinson's disease)

是一种中央神经系统受损的疾病。患者丧失运动控制能力，语言能力和思维能力。

周围神经系统 (peripheral nervous system)

由脑和脊髓之外的神经组成，将中枢神经系统与身体的四肢和器官连接起来。

恐惧症(phoboia)

对某事物极度的恐惧。

垂体(pituitary gland)

是内分泌系统最重要的腺体。

前额皮质 (prefrontal cortex)

参与解决难题、表达自身个性和控制社会行为的大脑区域。

初级听觉皮质 (primary auditory cortex)

大脑的一个区域，负责大部分声音信号的处理，包括音调和音量。

初级运动皮质 (primary motor cortex)

控制随意运动的大脑区域。

初级躯体感觉皮质 (primary somatosensory cortex)

接收触摸、疼痛、压力和温度信息的大脑区域。

初级视觉皮质 (primary visual cortex)

接收眼睛获取的信息，将信息转化为形状、颜色、动态和图案。

癫痫(seizure)

突然而过度的脑活跃状态，常常导致身体控制能力的丧失。

躯体感觉联合区 (somatosensory association area)

大脑的一个区域，该区域可以将不同种类的感觉整合在一起，以便多角度地认知物体。

脊髓(spinal cord)

将信号传入和导出脑的神经束，同时也控制反射。

中风(stroke)

由于脑缺血或脑内出血而引起的突然脑功能降低。

突触(synapse)

两个神经元相连接处。

丘脑(thalamus)

将感觉信息中转到大脑皮层的腺体。

性状(traits)

生物个体的特点，如毛发的颜色或体型，常常由通过繁殖传递给下一代。

视觉联合区 (visual association area)

大脑的一个区域，该区域可将视觉信息与过去的经历联系起来，达到认知所看到事物的目的。

韦尼克氏区 (Wernicke's area)

大脑中负责理解语句发声和语言的区域。

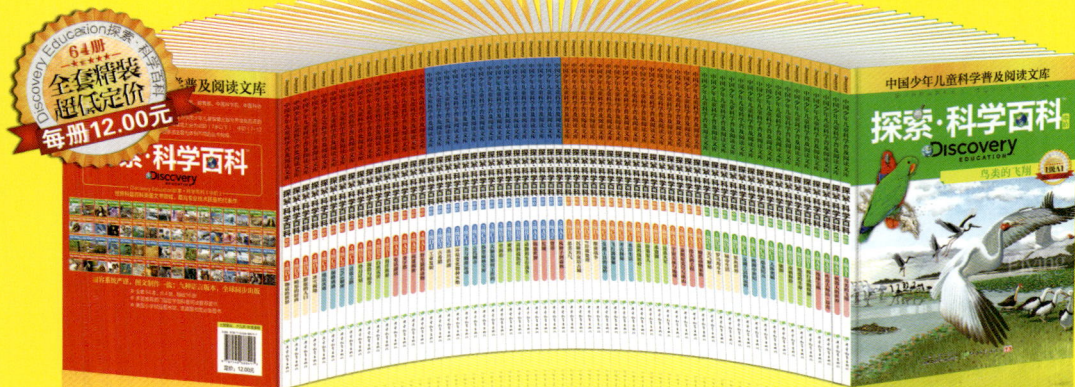

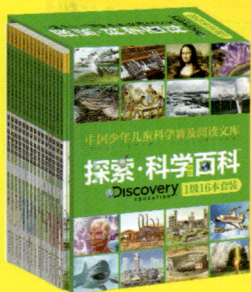

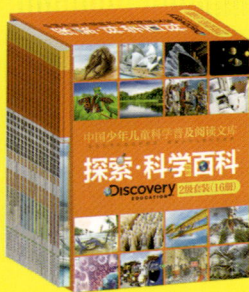

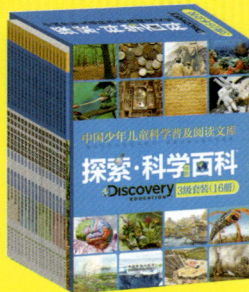

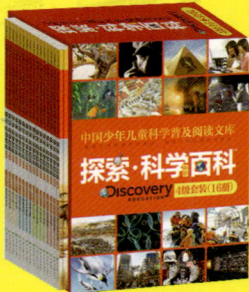

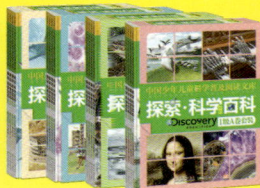

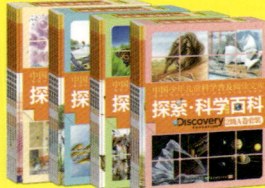

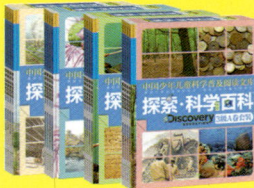

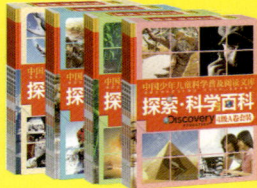